中医古籍白话普及系列

《病因赋》白话讲记

中医普及学堂
曾培杰 陈创涛 著

中国科学技术出版社
·北 京·

图书在版编目（CIP）数据

病因赋白话讲记 / 曾培杰，陈创涛著 .—北京：中国科学技术出版社，2017.7（2023.12 重印）
（中医古籍白话普及系列）
ISBN 978-7-5046-7515-6

Ⅰ . ①病… Ⅱ . ①曾… ②陈… Ⅲ . ①中国医药学—中国—清代 Ⅳ . ① R2-52

中国版本图书馆 CIP 数据核字（2017）第 115816 号

策划编辑	焦健姿
责任编辑	黄维佳　王久红
装帧设计	杨　桃
责任校对	龚利霞
责任印制	李晓霖
出　　版	中国科学技术出版社
发　　行	中国科学技术出版社发行部
地　　址	北京市海淀区中关村南大街 16 号
邮　　编	100081
发行电话	010-62173865
传　　真	010-62173081
网　　址	http://www.cspbooks.com.cn
开　　本	850mm × 1168mm　1/32
字　　数	129 千字
印　　张	6.5
版　　次	2017 年 7 月第 1 版
印　　次	2023 年12月第 7 次印刷
印　　刷	北京盛通印刷股份有限公司
书　　号	ISBN 978-7-5046-7515-6 / R・2038
定　　价	29.80 元

写在前面

不少善友纷纷询问中医普及学堂龙山书院做的早晚课是什么？内容有哪些？能不能一起学习？

为确保早晚课及时出炉，以飨各位善友和读者，诸位善友积极参与听打，在此特别感谢阿玲、蒙群、崔鹏昱、尹鹏禹，以及山里的大小鹏、骆兄。由于听打仓促，虽行后期整理，但仍可能存在一些错漏，敬请大家一一指出，以便我们及时改正。

《病因赋》很重要，读完后，若看一个病便能看到它的因。下面我们将分 13 课来讲解。

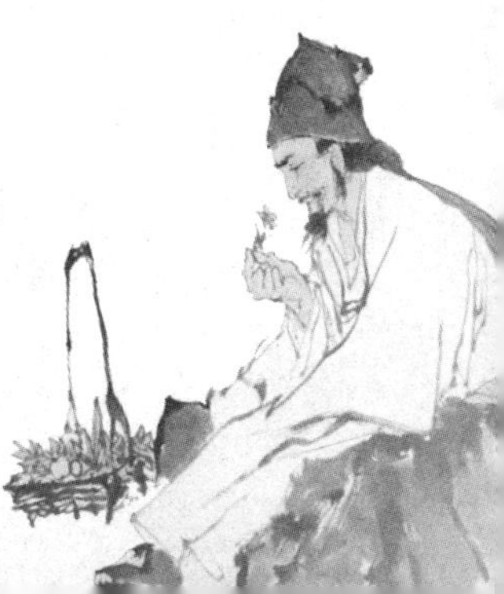

目录

《病因赋》原文 \ 001

第1课 \ 003

夫百病之生也，各有其因，因有所感，则显其症。症者病之标；因者病之本。故《内经》有曰：“知标本者，万举万当。未知标本，是谓妄行。”

第2课 \ 012

盖百病皆生于六气，诸症莫逃乎四因。伤寒症传变六经，必须熟认。瘟疫病感冒四气，务要先明。

第3课 \ 027

内伤脾胃者辨有余与不足，外伤热病者，知夏热与春温，卒中风因有四端，治分三中，破伤原有三种，治别三经，中暑有动静之异，受湿有内外之分。

第4课 \ 039

火有七说，寒有十因，气有九论，郁有六名，疟犯暑风，更兼痰食，痢因湿热，乃受积停。

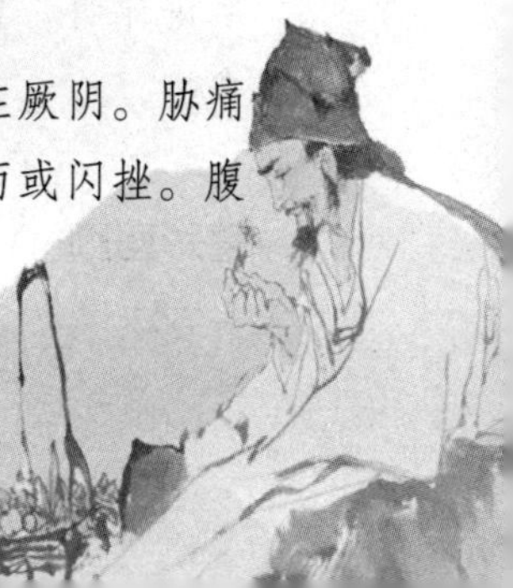

《病因赋》原文

夫百病之生也，各有其因，因有所感，则显其症。症者病之标；因者病之本。故《内经》有曰："知标本者，万举万当。未知标本，是谓妄行。"

盖百病皆生于六气，诸症莫逃乎四因。伤寒症传变六经，必须熟认。瘟疫病感冒四气，务要先明。

内伤脾胃者，辨有余与不足。外感热病者，知夏热与春温。卒中风因有四端，治分三中。破伤风原有三种，治别三经。中暑有动静之异。受湿有内外之分。

火有七说，痰有十因，气有九论，郁有六名。疟犯暑风，更兼痰食。痢因湿热，及受积停。

呕吐者，胃气逆而不下。泄泻者，脾气伤而不平。霍乱，脾寒伤食所致。痞满，脾倦积湿而成。呃逆者，胃气之不顺。咳嗽者，肺气之不清。嗳气皆由于痰火。咽酸尽为乎食停。

中满臌胀者，脾虚不运。噎膈翻胃者，气食相凝。喘急有虚有实。痉症有阴有阳。五积六聚，总是气凝其痰血。

五劳六极，皆是火烁乎天真。

吐血出于胃腑。衄血本乎肺经。痰涎血，属于脾脏。咯唾血，属于肾经。牙宣者，阳明之热极。舌衄者，少阴之火生。

腹中窄狭，而痰火各别。胸中烦热，而虚实可分。惊悸，痰迷恐惧所致。健忘，血少忧郁而成。癫狂者，分心肝之热极。痫症者，寻痰火之重轻。便浊有赤白之异。汗出有自盗之名。

九种心疼，痛在胃脘。七般疝气，病在厥阴。胁痛有两边之别。头风有左右之分。腰痛肾虚而或闪挫。腹痛寒气而或食停。

痿症不足与湿热。痹症寒湿与风乘。四种遗精，心肾不能既济。五般黄疸，湿热熏蒸而成。眩晕者无痰不作。消渴者无火不生。

不寐者，痰火旺而血少。多睡者，脾胃倦而神昏。大便秘乃血液燥结。小便闭乃气滞不行。痔疾、肠风湿热所致。发斑、瘾疹风热所成。

耳聋者肾虚之故。目疾者肝火之因。齿疼乃胃热虫蛀、喉痹乃火动痰生。鼻塞者肺气之不利。口疮者脾火之游行。

女人经水不调皆是气逆。妇人心烦潮热多是郁生。带下沙淋由于湿热。崩漏下血为损任冲。胎孕不安治有二理。产后发热原有七因。

兹有七十四种之病，略举其概而赋云。欲知其备，后论详明。看方犹看律，用药如用兵，机无轻发，学贵专精。

夫百病之生也，各有其因，因有所感，则显其症。症者病之标；因者病之本。故《内经》有曰：“知标本者，万举万当。未知标本，是谓妄行。”

第1课

今天开始讲第一次课。

你们当中，有些已经从医学院校毕业，当了医生、坐过门诊，有些是在读大学生或中医爱好者，还有些是会用民间草药的草医郎中。每个人的基础和资质不一样，但都不妨碍我们学习《病因赋》。

在古代，《病因赋》被当作医者学习的一篇教材。弟子在把药性、处方、汤头等理顺后，准备上临床之前，师父会递给他一篇《病因赋》，告诉弟子接下来如何上临床。《病因赋》其实就是古代的中医内科学。

之所以我们讲完《病因赋》就直接讲临床诊病，是因为诊病如理乱丝，用药如解死结。即诊到复杂病象背后的病因，合理用药就能把它拔除。

第一句“夫百病之生也，各有其因，因有其感，则显其症”，是讲各种疾病都有其背后的原因。《黄帝内经》曰：“必伏其所主，而先其所因。”要审症求因，找到疾病的关键，然后抓住重点，针对病因施治，才能控制病情发展。

“症者病之标，因者病之本”。严格来说，中医是治病因、病根，而非病象。

“故《内经》有曰：‘知标本者，万举万当。未知标本，是谓妄行。’”了解病症的轻重缓急，主次先后，才可确定相应的治疗原则。

下面，我们来看五句话，如何将脏腑的病因和人体的症状联系在一起。

第一句是“肾虚眼眶黑”。

人到了中老年的时候常有眼袋，或者熬夜久后会有黑眼眶，或者脸上有黑斑。这些症状的根源都是肾虚。

上半年出诊的时候，我就遇到两例很典型的肾虚眼眶黑的病人。其中一位是退休的老教师，她就诊的时候两边眼眶很黑，主诉以前教书的时候经常批改作业到深夜。

我切她的脉，关尺脉均偏迟、偏缓。一般迟为有寒，缓为有湿。所以肥人的脉象多迟缓，甚至偏沉，很难摸得到，这是因为寒湿多在下半身。因此若脉象沉迟缓者，多为下半身不灵活，肚子周围有水气积聚。

我便问她，你腿是不是很沉，腰是不是很酸？

她说，从退休开始便有腰酸痛，已经有四五年了，黑眼眶也是越来越明显，像熊猫眼一样，逢年过节都不想见亲朋好友。别人见了都说：哎呀，你这眼眶怎么这么黑，会不会有什么大病、恶病，有没有尿毒症、肾病。

当时我便告诉她，先不用顾虑那么多，不要治眼眶，要先治肾，便给她用了肾着汤配合黄芪、川芎、鸡血藤。

病人服了 1 周后复诊，说腰不酸，腿也有劲了，很有信心，于是又服了 7 剂，连续吃了 14 剂后，眼眶的黑色也消失了。

她很奇怪，便问，你这个方子是不是放了什么美容的药。

我向她解释，中医学认为，水湿之气伤肾，肾主水，其色为黑，肾虚，水湿之气蒙蔽，脸就会有灰黑气。水湿一祛，则黑气消。

肾着汤可治疗肾被水湿附着，腰以下沉重如带五千钱。用肾着汤除湿的同时，加川芎、鸡血藤，以活血利水，血脉不活则水湿停滞。再则，久病脾虚，舌苔水滑偏白，故加黄芪补气排水。

所以病人服药后反映，每天的小便量很大。有些药吃得汗多，有些吃得大便通，有些药吃得小便量增多。小便增多，身体尿去一身轻，由此我体会到肾着汤可以美容，但前提是肾虚寒湿重。

第二句为“肺热鼻头红”。

看到鼻头的问题，你以为要治鼻，其实治鼻头红要治肺，因为肺开窍于鼻。

去年有潮汕人进山来采药，看到我们的枇杷叶长得那么好，问可不可以给他们。我回答没问题，就帮他采，送了他们两蛇皮袋。

我问他，你摘这么多枇杷叶干什么？

他说，这枇杷叶太好了，特别是长在山里的，凡是在外面城市里咳嗽、鼻子红、干痛的，用枇杷叶熬水后兑点蜂蜜，一吃就不咳了，鼻头红热，甚至流鼻血都好了。这是从他身上得到的一个小经验。

中医学讲，肺气肃降，诸经之水莫不服从而顺行。大家想天气热的时候，你最想要什么？那自然是下一场雨该多好！一雨凉三天，只要下一场雨，清凉三天。

所以人服用枇杷叶煮的水，就好像肺从上焦一直降雨到下焦。病人若尿黄赤，鼻头红，口气又臭，枇杷叶一味将肺热一清鼻就凉下来了，好像烧红的铁烙在清水里一泡，红色就褪掉了。

因此，枇杷叶煮水是退肺热的良药，碰到一些顽固的痤疮，颜色很红的一类，也可以用这个办法。有个枇杷清肺饮就专门治肺风粉刺，也就是痤疮，老师经常会用到，因为肺主皮毛，皮毛痤疮，皮毛发火，皮毛燥都要润肺降肺。

我们再看第三句“肝郁面色青”。

由于肝郁脸色发青得难看，或有些人长期生闷气，嫉妒心很重，脸色也铁青，怎么办?

有一对镇上的夫妇做生意失败了，借了钱，两夫妻相互怪怨，经常吵架，脸色都发青。常吵架的人脸色会发青，这种青会要人命，为何?因为木郁化火就会伤心脏。

当时两夫妻是为失眠而进山来看病，吃了安眠药都不管用。

两夫妻问，能不能给他们治失眠?

我说，这不是失眠的问题，而是肝郁的问题。宁心安神无用，要先疏肝解郁。

于是我给他们开了一剂逍遥散加青皮。

青皮者，疏肝解郁之妙品也，而且解郁很快，比陈皮还快。同样是行气，陈皮就像肥人在跑步。而青皮则像瘦人，跑得很快。

所以如果碰到一些严重气郁者，而且又是中年人、壮年人，身体比较强健，可以用青皮解郁。

《药性歌诀》上形容青皮“快气”，它能让气走得很快，形容陈皮“行气”。行气跟快气是不一样的。如果说陈皮是徒步穿越，那青皮就是跑步。

夫妇俩脉弦硬，同开逍遥散加青皮，煎后一起服用。他们服了后说第一天就放了很多屁，当天晚上便睡了个好觉。三天以后他们觉得气一疏通，没什么架可吵。第七天的时候脸上的青黑色消退了。

所以中医治病用药，要做到药中病所，勿过病所，我们7剂药刚好把气机消掉，改善睡眠。气顺了，气顺则眠安，气郁则眠差。

所以我们要明白，不要一看到失眠就想到酸枣仁、朱砂。首先要分析引起失眠的原因，如面色青便是由肝郁引起。

再看第四句话，“脾虚脸黄肿”。

上一次游学之前，我们治疗了一位白领。

他来的时候，面色黄肿，医院确诊为贫血，补了半年，脸仍然黄肿。

我说，你这不是贫血，是缺乏运动和晒太阳。

他听了便说自己从不运动。

人一懒就易生病。师父常讲，人要是不喜欢运动，疾病就喜欢他。人要是不运动，等待他的必定是症状和药物，所以大鹏、小鹏你们在这里读书加运动，这种福气不是一般人能修得的。

像你们这年龄阶段，有这种条件来读书，我以前找都要找这种环境，但是现在呢？直接就有了，所以这个缘分殊胜，福德非浅。

我们便跟他讲，中医学认为，凡是脸黄肿都属于脾虚，你需要健脾。

他问我们，有没有补血的？

我们接着解释，中医学认为，脾乃气血生化之源。脾虚则血虚，脾旺则血旺。脾如果不旺，吃了补血药也不起作用，脾如果旺，吃普通食物，也感觉有补血的功效。

所以健脾很重要。我们就给他开了七味药，四君子汤加山楂、麦芽、神曲，也就是焦三仙，目的是让他胃口变好。

他服了7剂后，觉得胃口好了。而且按照我们嘱咐的，每天徒步一个小时。后来，他自己又去抓了7剂药，脸上的黄肿也退掉了，很是高兴。

他一听说我们游学回来，便立刻找我们再看，血气恢复了，看还要不要再调养。

我们这次才给他开了个小贫血汤。

中医在病人脾胃养好后，第二步才给他补血，用的是当归、川芎、鸡血藤、大枣、龙眼肉、丹参和黄芪七味药发挥气血并补，流通津液的作用。

一般等脾胃功能恢复好后，再直接用补血药，这时气血会回升得很快。

同理，对于放化疗、癌症后期的病人，先健脾胃，再补血，交替使用，血细胞会逐渐上升，正气免疫力随之提高。

先健脾胃再补血，这是治疗脾虚脸黄肿的两个思路。

第五句，“心烦小便赤”。

病人如果主诉心烦，便问他小便是不是黄赤，他如果回答是，再问他是不是容易口腔溃疡，睡不好觉。

这是典型的心火旺，心与小肠相表里，心热要借小便来排，所以用导赤散。

有一个口腔溃疡的年轻人，用了很多的口腔喷剂，溃疡却反反复复。他有一个特点便是烦躁、睡不好。

他说，给我把口腔溃疡治了吧。

我说，你这个要治心烦，因为心开窍于舌，心烦不除，溃疡治不好，“诸痛痒疮皆属于心”。

他主诉，晚上翻来覆去睡不着觉，只有看手机、电脑耗到十二点后很困了才能睡着。

我告诉他，人不是困了、累了才去睡觉，而是时间到了就要去睡觉。因为冬不藏精，春必病温。夜不藏精，日必上火。

你晚上睡不好，白天会很焦躁，所以治疗狂躁症、焦躁症、神经衰弱，要用中医的安神法、助眠法、封藏法。

所以我只给他开了四味药：竹叶 10 克，木通 5 克，生地黄 5 克，生甘草 5 克。药味虽少，但这个古代的名方，辨证精准，屡用屡效。

我跟他讲，这个导赤散你就煮开当水来喝，喝到小便变清澈就不用喝了。

他问，要喝多久？

我叫他去抓 10 剂药，因为有些慢病、久病，病去如抽丝，你得慢慢用药去守。

他很有感受，吃这个药一两天还看不到什么效果，吃到三四天的时候，小便慢慢变清变多，吃到六七天的时候，睡眠变好了，口腔溃疡消下去了，消下去以后都没有再发作，这是因为睡觉彻底得到改善。

通过这个案例我体会到，一个人睡好觉，百病消。所谓“一觉闲眠百病消”。好多疾病都是因为觉没睡好，尤其是上火的疾，通常都是晚上或者中午觉没睡沉。

这个觉睡沉后，火气才不容易起来，因为睡觉就是在养肝血和肾水，阴分一充足，阳才不会亢。导赤散里之所以用生地黄，就是因为养阴而后火息。

这就是今天我们分享的《病因赋》，第一节课要告诉大家，看到病象要把病因抓出来。

好，我们今天分享到这里，感恩大家！

（陈卓玲　听打整理）

盖百病皆生于六气，诸症莫逃乎四因。伤寒症传变六经，必须熟认。瘟疫病感冒四气，务要先明。

第2课

我们今天讲《病因赋》的第2课。

“盖百病皆生于六气，诸症莫逃乎四因”。这句话口气很大，为什么说百病都起于六气？而各类症状总逃不出四种原因？究竟是哪六气？哪四因呢？

我们等一下要跟大家逐一讲解。

“伤寒症传变六经，必须熟认。瘟疫病感冒四气，务要先明”。

由此可见，张仲景《伤寒论》中的六经辨证，以及后世吴鞠通、叶天士的温病学说，都要学好。

“百病皆生于六气”有哪六气，鹏昱？

（鹏昱答：风寒暑湿燥火。）

这些基本概念要滚瓜烂熟，《病因赋》《药性赋》《治病主药诀》及《汤头歌诀》，你熟悉一分便受益一分。

如果你还在思虑，那说明还不够熟，“思虑即不中用”。所以背书的功夫，特别是重点的条文，要达到的标准就八个字：滚瓜烂熟，脱口而出。然后，你在临床上应用起来才会得心应手。

接下来我们看六气里各气的特点。

风气，一般善行而数变。

有病人说，大夫，我这个头痛时而侧边，时而后边，我这个皮肤瘙痒病时而手上痒，时而背上痒，抓完这边，那边又痒，。

这是有风邪，所以我们在辨证的基础上，加一些小风药就是荆芥、防风，中风药就是川芎、苍术，大风药就是羌活、独活，甚至麻黄。视病人病情轻重而选用。

上次有一个卖六合彩的病人浑身瘙痒，一抓就是一条血痕，从手背一直抓到脚，治了大半年都是清热解毒除湿，还有一些活血的药，甚至连虫类药全蝎、蜈蚣他都吃过，风还是赶不走，毒也没能减轻。

我一看病人的舌淡胖，才知道他平时还在吃海鲜、鸡蛋、牛奶，我就叫他立刻把这三样断掉。

然后给他开了四君子汤加荆芥、防风、丹参、石菖蒲八味药。

他吃了7剂后，便不再痒了，之后大半年都没有再痒过。后来他又吃了鱼虾，瘙痒再次发作。他照这个方子吃了后又不痒了。

舌淡胖为脾虚，故用四君子。血不行则风不去。丹参、石菖蒲能行血开窍，驱风外出。荆芥、防风能够祛风止痒。所以这八味药就是治疗脾虚、慢性荨麻疹的妙药。

六气第二为热。热有什么特点，鹏昱，大鹏？

我们农村里讲到的发热、上火，热是初级的，热为火之渐，火是热之极，火是热已经到了极处。

所以热盛的病人会表现出一派红赤之象，脸红心烦尿赤，这些都是烦热的表现。

在广东对治这个热是最有办法的。如果出现舌尖红、脸红、尿的，随便在溪边拔点鸭跖草、火炭母、白花蛇舌草或者溪黄草，一味、两味或三味，揉成一团，放在锅里煮，喝了便能祛热。

我们石溪漂流时会发现很多白花蛇舌草，长在水边的白花蛇舌草效果最好。《草药歌诀》讲：凉利之药生湿地。那些凉利的药的能够退热，它们通常长在湿地里。

上一次有个小孩子发热39.5℃，问该怎么办？

我们说，既然其他药草不容易找，就去拔点白花蛇舌草，搅汁过后，按照草医刘老师讲的，兑点蜂蜜，一吃热就退下来。

所以，但凡属于热盛尿赤的心烦，这三个症状同时出现，就可用“凉利之药生湿地”这句口诀去挑选药材。白花蛇舌草、车前草、竹叶都可以。

第三个是湿。

我们看，刚洗完的衣服挂在竹竿上，它很重。

所以走路腿脚沉重者，一般湿气重，所以肥人脚抬得没有瘦人高，是因为肥人多湿。

减肥如果不祛湿是行不通的，我们后面会讲治湿的大法，老师对于这种湿性肥胖，舌苔水滑，通常选苍术、鸡屎藤两味药，就可以让小便量变多，大便量变大，肚子变小。

所以减肥对我们来说并不难，一是多吃素，二是多走路，第三要健脾。三条思路下去，基本上没有减不下来的肥胖。

湿性的特点便是重浊。

我们再看火，火有什么特点。火曰炎上，往上面烧。

比如暴口疮，眼目红赤属肝火，鼻头红属肺火，舌头发红暴疮属心火，都是火。

有一个口舌生疮的小孩子，病情反反复复一年多，维生素、抗生素都试过。

孩子才五六岁，经常痛得他呱呱叫，什么都吃不了。

我们一了解，这小孩子原来在家里只吃肉，青菜一筷子都不肯动。肠子不通，所以这火往嘴巴上攻。

我们便教了他家长两招。第一招，把青菜剁碎，放在粥里熬，熬青菜粥，补他丢失的维生素并润他的肠道。第二招，摘竹心煮水，兑点蜂蜜，也可以用点冰糖，把它一调，这就是治疗小儿单纯性高热或上火的特效药。

在民间，很多老人都知道，很多孩子小时候就受益于这些小方，一生病上火，家里父母就知道让孩子吃清淡的粥，加上竹叶冰糖水。

当时蜂蜜还很贵，很多人家里没蜂蜜，就用冰糖，甜甜的，又好喝，清清凉凉。黄赤的尿很快变清，尿一清，阳随阴降，阳火就随着阴水和尿液排出体外，就像打铁一样，我们想要让一把烧得红赤的铁剑迅速凉下来，放在哪里最容易？（学生们说：水里。）

这个形容还不够，是放在长流水里。放在水里火还退不尽，所以为什么很多人身体发热，输液还不够。中医在补水的同时还要再利尿，热才退得快，叫阳随阴降，阳燥、阳热的火随着长流水就会退。

所以孩子发热不要着急，就用竹叶这个小方子。竹叶长在水边，通利水道更能渗下。

接下来，再看燥性有什么特点。

燥盛则干。

像秋冬天北风一起，我们红薯叶就吃不到了，被吹得干瘪瘪，观察到这种自然现象，我们就要想到必须要用滋润法，比如干渴、慢性咽炎。

有一个在电信公司工作的高管，他常年咽炎，咳吐不利，为什么呢？

我说你应酬太多，加上熬夜，肺肾的阴水一伤，火就飙上去。

一辆车之所以要有水箱，就是用来润燥降温。水箱的水没有了，车开起来就很危险。所以长途车司机到达一个地方，第一要加油，第二要加水。不加水的话发动机会烧掉。

我们给他用了玄麦甘桔汤，玄参、麦冬、甘草、桔梗。

因为他舌象红赤，没有苔，脉数。凡是舌象光红少苔，脉摸下去又细数的，都是阴伤火燥。这类人吃点辣椒或煎炸物，马上就上火，身体阴液不够，“柴最怕裂火烧”干。

这四味药，病人吃了一周多便打电话告知，咽喉没那么干燥了。我嘱咐他可以再继续吃一段时间用来保健，后来吃到讲话咽喉不沙哑，口也不干了。

玄参、麦冬专门滋润肺肾，可以治疗口干燥。甘草、桔梗可以引药到肺，载药上行，把阴水载到喉咙来。

他治愈后又带他的弟弟过来，也是这个问题。所以如果学会治咽炎，在这世上都能帮到很多人。

在任之堂的时候，一个学生的妈妈有一个治口腔溃疡的小秘方，十里八乡的人都来找她。最后当地医院知道后，要用十万块钱买她的偏方。

燥者要用润法。这位病人服药后，平时干咳、晚上严重的现象也消失了，为什么呢？

凡物润则密合无间，燥则破绽百出，这是燥邪的特点。万物得到滋润后，就像没砍下来的竹壳密而无间，长得很饱满，一旦砍下来，晒几天后就干燥爆裂，破绽百出。又比如天气干燥，地会干裂，你一旦浇上水，它就松松软软，就密合了。

所以，对于一些嘴唇裂、皮肤裂的病人也要遵从这个治疗思路，用润法来治燥。

我们再看第六个，寒邪。

寒性有什么特点？寒主收引凝滞，血脉不通则痛。

所以治疗痛症必须要懂得温中散寒。之前山里的一位农妇坚婶曾经从大桥上跌到桥底下，跌伤后晚上关节痛得睡不着觉。

我们当时刚进山来，她已经吃了有一个多月的跌打损伤、活血化瘀药，效果却不理想。我就问她平时怕不怕冷。她说，比较怕，凉的东西不喜欢吃。

一看舌象，因为长期卧病在床，没有劳作，舌苔偏润，偏水滑，说明身体里有湿。我就给她开了理中汤，党参、炒白术、干姜、甘草四味药。

脾主四肢，先不看她的跌打伤，而是看她的脾胃暖不暖，脾胃不暖则周身百脉都是收缩的，痛症怎么活血化瘀都没用。

如同我们冬天得冻疮，手脚被冻得痛，吃什么活血药都解决不了问题，一旦到夏天气温回升，血脉通畅，痛症自然就得到缓解。

她吃了药后，手上的疼痛就消失了。所以如果辨证准确，治寒以热药，效果是很好的。

《病因赋》的下一句“诸症莫逃乎四因”。

哪四种原因呢？气、血、痰、食。各种病症都逃不出这四种常见的原因。

气病用什么汤？用四君子汤。血病呢？四物汤。痰病呢？哪个方子是治痰总方？二陈汤乃治痰总方也。食病用什么？有饮食积滞。哪个汤方是治疗食病的总方？平胃散。

如果明白这四种病因，治病就能事半功倍。不要看表象的病症，要看究竟是伤气、伤血还是痰湿、食积？

上次游学前，有一位老人在女儿的陪同下，拿着检查报告单来看病。报告单显示他有蛋白尿，血糖高，又有结石，腿又肿，他问如何治这么多病。

我们一摸他的脉象沉弱，都快搭不到了。“诸症莫逃乎四因”，他这个属于什么因？气因。中气不足。一个晚上要上七八次厕所。

我们说，先不治你的蛋白尿，也不治结石，更不治血糖，先要治你的中气。中气不足，百症丛生。中气一旺，万邪顿熄。你若有中气，疾病就不敢欺负你。

我们给他开了补中益气汤，加了益母草和川芎两味药。

因为在余老师那里学习时，我看到老师用黄芪、益母草、川芎三味药居然可以把一些病人蛋白尿三个加号变为一个加号，当然这类病人属于脾虚而水湿不利的。

黄芪补脾，川芎活血，益母草利水，气足血行，而水排出体外去，身体肿胀自然消退。

三天前我回来的时候，女儿又带老爸过来，高兴地说，脚肿减轻了很多，而且晚上不怎么起夜尿了。所以这再次验证中医学所讲，气往上升，尿水就不往下掉。

老年人为什么那么多夜尿？晚上天一冷，气往下掉，水就下来，所以夜尿频繁。治疗夜尿频繁，补肾之余，别忘了升补中气，中气升不起来，尿还是会漏下去。

所以有些人疑惑，这又是肾病，又是结石，还有腰痛和糖尿病，要从哪里下手？究竟应该滋阴、温阳、消炎还是消肿？如果认识到病根上，治起病来会有信心了。

我跟病人讲，你只要配合晒太阳，白天运动锻炼，饮食清淡，用这个药效果会很好。

以上是气因性的杂病。

我们再看血因、血性的原因。

最常见的血症是什么？一个是跌打，跌打过后闪了腰或者被打伤。

我刚进山的时候，进叔经常会扭到腰，那段时间他也刚进山种茶叶，身体很差。

医生说，他的心脏不行，需要搭桥。但是进叔说，我没有钱。结果他就选择进山里来种茶叶静养。

同样一个有钱人，也跟进叔的诊断出来一样，决定做搭桥手术，结果到现在楼都下不了，每个月都要吃一两千块钱的药。

进叔呢？生龙活虎。

所以有的时候，心脏病不一定要去搭桥。如果你长期懒动，血脉闭塞，你就不得不去搭桥。可是如果你喜欢运动，并且坚持运动，一辈子没什么大病痛。

当时进叔闪到腰，问我们怎么办？

因为他干活有一个特点，着急。干活把腰给闪到了常因为太着急了。凡是着急的人，哪个脏腑先伤？急火一个攻心。第二个呢？肝苦急。肝主一身之气机，心主血脉。

我给他用了四物汤来缓急，熟地黄、当归、白芍、川芎，白芍用到30克，让他背部的肌肉变得缓一点，没那么紧，还加了一味腰部的引药杜仲30克。炙甘草也用30克，因为芍药甘草汤能够缓急止痛，就这六味药。

他吃了第一剂腰就松了，吃两剂，那腰的感觉就不同了。

但是这一两年后进叔又去拉柴，又把腰扭伤了。所以人性子着急不改，药还是少吃不了。

靠三把火的热情是没法长久做事的，所以你们干活和读书不要太激动，要平和。“心平气和，可卜孙荣兼子贵”。你如果平和地做事，平和地做人，那就是成功的。

接下来讲痰病。

痰病就更多了，现在的血脂高、脂肪肝、慢性肠炎、咽炎、胃炎，好多都是痰湿为患，特别是久治不愈的怪病要当痰治。

在圆山有一个电站老板，他的血脂高得吓人。其实我一看他的手，我就跟他说，你的血脂高，要注意。他当时很惊讶，说你怎么看得出来。因为他的手是暗红的，一碰他，他的手是热乎乎的。

他在外面是怎么吃鱼，用一大锅熬成汤后，只喝鱼汤，剩下的鱼倒掉，极其浪费。所以他的血液才会那么黏稠。

我跟他讲，这个病要少吃鱼，不吃肉。鱼生痰，肉生火，这是最重要的啊！

痰多了血液黏稠，火旺了人的脾气就大，就烦躁，睡眠不好。

我只给他开了二陈汤，治痰总方加枳实和竹茹。

为什么加枳实、竹茹？这就是温胆汤的思路，加上枳实和竹茹，二陈汤降痰的速度就更快。

后面还加了一味川牛膝，因为各类上冲的疾病，牛膝可以往下移，也是七味药。

他刚开始没吃，拿去给一位老中医看。那老中医一看这个方子很厉害，不得了，一定是哪个老中医开的，这么精简，而且字那么漂亮（当时创涛用毛笔写的）。

病人听了之后很高兴，很有信心。吃了第二次再来检查的时候，血脂就降下来了，就这么快。

如果他坚持运动锻炼，少荤多素会降得更快，不需要吃一二十剂药。

所以现在很多人的问题都在于痰。痰就是懒动的产物。你如果一动它就变为津液，你如果不动，津液就变为痰湿。

为什么我们每天下午要有石溪漂流龙门飞客的负重穿越？因为用一个下午就能把你一整天的负能量、郁闷之气炼化，让身体没有多余的赘肉和痰湿，再读起书来脑子才是灵光的。所以一个人读书脑子不灵光，在我们客家俗话里称“被猪油抹了心”。其实就是痰迷心窍，智慧不开。

如果你能通过运动发汗，行气活血，把痰湿炼化掉，那你大脑就会很灵光，所以运动是聪明智慧人不可缺少的法宝。你们凡是回去觉得读书疲倦，效率不高的，就要注意加强运动。再不运动，你的智力下降，读十天书都不如别人状态好的读一天。

以上是痰，还有第四个“食”。

食是什么？是饮食，积滞。

山脚下的镇子有个商场的老板，两个孩子都不爱吃饭，开了商场后，两个孩子就吃零食，不吃饭。

富甲一方，孩子却养得面黄肌瘦，补血品，还有大补汤天天给孩子吃，孩子不爱吃，喝一口就吐了。肚里有积的时候，良药都下不去，吃下去就吐掉，无福消受。

找到山里来的时候，我们跟他讲，第一，断零食，不断零食，这个病没法治。他爷爷说，回去我一定不让他们吃零食。我们跟那个孩子讲，今天你零食不断，明天你们就要去医院了，那就不是吃苦药这么简单，要输液。孩子有的时候听到医生的话，还是信的。

所以古代医生有一个重要的职责就是劝人为善。这个职责行使得好，这个医生就会很受人尊敬。为什么现在医患关系这么紧张？因为劝人为善的医生越来越少了。

我只给孩子开了平胃散加山楂、神曲，这叫楂曲平胃散。山楂消食，神曲化积，这两味药加进平胃散里能把胃里头多余的积滞铲平，叫平胃散。整个胃肠里的积滞，这个汤药所过之处都会化掉。

孩子服药有一个特点，不是一天吃三次，而是要吃五次，保持药力相续。五次也不是一次吃很多，因为孩子胃比较小，一次给他喝三五调羹，喝完过后到外面跑跑跳跳，回来再喝，如此反复。就像我们洗罐子一样，你放进沙和水，摇一摇，然后倒出来，再放进去，再摇，再倒，罐子就干净了。

所以为什么西方医学治疗一些结石，用完利尿化石药后让病人沿着楼梯一级一级地往下跳，一些小块的结石就会通过大量的尿排出体外，这对于小结石有帮助，这个思路我们中医也有。凡是治疗食积要用化积药的时候还要配合蹦蹦跳跳，那些积才会出来。

哥哥吃了这些药后胃口大开，不吃零食加上运动，半个多月后脸色由萎黄转为鲜红。爷爷乐得不得了，立马提了很多礼物，又把弟弟带过来看病。

我们再看“伤寒症传变六经”“瘟疫病感冒四气务要先明”，四时的温病都要注意。

东莞有一位何老，老人家八九十岁，还坚持坐诊看病，他少年的时候是自学成医的。当年他想拜师的时候，到哪里老医生都不教，都说要传给儿子，不传外人。当时拜师很辛苦。因为辛苦，所以他很努力。

现在的学生学东西太容易了，所以以后我们这里凡是要进来听课的，要叫他先干 3 个月活，让他觉得在这里是不容易的，他才会觉得珍惜。

所以现在报名要进山的有一百多人。我一个都不让他们进来。为什么呢？因为他们还没有体会到唐玄奘取经一样的赤诚之心，即使进来学习也绝对学不到人天师表。在这里一定要发心学得顶级，如果没有这个愿望就不要进来。

古人说，你如果不是破掉三关，你就不能住山。哪三关？名关、利关、生死关。你只有看破名利，看破生死后，进来修学，才可能成为中医界的顶梁柱。

这都是很容易的事。有些人认为难，难是因为他没有方法。他不懂得身心兼修，以身证道。

所以何老当时学医，经常吃闭门羹。有一次他听到外面有叫卖收旧报纸的，赶紧跑出去，看到收废品的车里居然有一些残缺的医书，从此他就跟收旧报纸的人说好，以后收到医书就立刻拿给他，他愿意多付一倍的价钱。

那收旧报纸的也很厉害，很积极地帮他收集到很多医书。利益动人心，无利不起早，有了这个好处，他就往何老这里不断地送医书。何老因此读的书越来越多，做的卡片越来越多，没有刻意去拜任何师父。

有一次东莞流行瘟疫，当时正是夏季，湿热重，很多医生用了很多方子，效果都不理想。何老一看，“甘露消毒蔻藿香，茵陈滑石木通菖，芩翘贝母射干勃，湿瘟时疫是主方”。湿瘟既湿又温热，舌苔白腻偏黄偏厚，身体像是在蒸笼里，闷闷的很不舒服，严重的还有高热，危及生命。

何老马上开出甘露消毒丹，用原方打成粉剂，凡是碰到这种瘟疫的病人就给他们发放，结果拿到药的病人一吃就好了。如此，何老便一战成名。

很多名老中医都是在关键的时刻一战成名，这一战可以成为一辈子的骄傲。何老一个甘露消毒丹，治疗湿瘟的秘方，救了很多人。

我把这个方子告诉了一个跌打医生。他很高兴地说，自从得了你这个方子，我跌打药的效果大大提高，因为你讲过，舌苔淡又黄腻，先给他甘露消毒丹，吃上两三剂，舌苔退了，说明腻滞退了，过后再给他用跌打的药活血，效果非常好。

如若不然，你一开始就用活血药，他的湿气还很重，热气还很盛，黏黏腻腻，活血没有效果，所以他得到这个传承后很高兴。

所以，如果你真学古书，像何老这样。见病不能治，皆因少读书。就是因为古书读少。稍微再读多一点，努力一点，那碰到问题迎刃而解，而且名震天下都不是难事。

好，我们今天就分享到这里。

（陈卓玲　听打整理）

内伤脾胃者辨有余与不足，外伤热病者，知夏热与春温，卒中风因有四端，治分三中，破伤原有三种，治别三经，中暑有动静之异，受湿有内外之分。

第3课

我们今天晚上接着讲第3课。

今天的内容很精彩，因为它涉及脾胃论和治湿论，尤其在我们南方，你不懂得治湿是行不通的。

我们先看内伤脾胃者，辨有余与不足，看一个人脾胃吃伤以后，要辨他有余还是不足。

去年有个老爷爷带着他的大孙子和小孙子来看病。都是挑食厌食不爱吃饭，现在我们发现孩子不爱吃饭的越来越多，这个时代不健康的很多。爷爷求孙子吃饭，孙子还是嘶嘴吃不下，所以徒有家财万贯，孩子却养的面黄肌瘦。

两个孩子一来，一把脉，大孙子开的是保和丸，小孙子开的是参苓白术散。两个孩子胃口都不开，怎么开两个不同的方子？他们很奇怪。结果一周以后，两个孙子都胃口大开。

但是前提我叫他们一定要断掉零食，没断零食吃药没效果，治小孩子病如果不断零食，就治不彻底，不吃主餐、主食，人就没有主心骨。

第一个大孙子的脉是有力的，小孙子的脉是偏濡弱的，力量不够。脉诀里面讲有力无力辨虚实。脉象搭下去搏指有力的为实证，实则泄之，用保和丸。脉象一搭下去没力的为虚证，虚则补之，用参苓白术散。

所以，一般人就很奇怪，中医治同样的内伤脾胃、厌食挑食，怎么用两个方子？原来这就是同病异治的思路，同的是疾病的表现，异的是不同的脉象。

外感与热病，要知夏热与春温，四季的治法都是不同的，春宜宣发，而秋冬宜肃降。所以，四时的感冒方都因为时季不同而有所区别。春天用柴胡，夏天用香薷，秋天用杏仁、枇杷叶，冬天则用一些养藏的药材。

“卒中风因有四端，治分三中”，中风的原因有好多种，破伤风原有三种，治别三经中暑有动静之异，有些是在大太阳里出大汗中暑，有些坐在办公室里中暑，用药都不同，这在内科学上都有。受湿也有内外之分。

我们这次讲《病因赋》，是选讲，选最重要的条文，而且最容易临床试效。譬如这段条文内容偏重受湿，谈到治湿，有一段最经典的话，我们把它称为治湿六论，朱丹溪讲过六气当中，湿热为病，十之八九，大家想一想，湿热病占这么多，把湿热搞定，你治病过半矣。

有外感而得之者，有内伤而得之者，外感有哪些呢？居处卑湿是第一个，卑是卑下。

在圆山电站，他们那个地方靠近水库，一大群水库的工作者，刚进山就过来找我们，腿肿抽筋，治好的一个后，又来了七八个。

所以为什么我们在水库那边一喊，他们就撑船过来带我们过去。那个人就是患腿肿抽筋的病人，我们刚进山来，他来找我治病，吃一剂药就把他治好了七八成。

当时因为他常在水库边工作，又喜欢玩钓鱼，吃鱼，居处卑湿之地又喜食这些鱼虾之物啊，两湿相得啊，腿肿必重。腿肿的时候，抬起来走路都困难，中医叫升阳除湿。

我们把一个毛巾放在水库边，靠近水湿的地方很难干，一把它晾到高山的地方，见太阳见风的地方很容易就干了。所以，必须要用升阳除湿法，我们直接给他用四妙散加上四君子汤。

不到十味药，四君子汤补他的气，因为脾虚则四肢肿胀不利，诸湿肿满皆属于脾。四妙散有苍术、黄柏、薏苡仁、牛膝，帮他把腰以下的湿浊化热都利出体外。

没有去特别治他的抽筋，水湿一利，脾胃一健运，肌肉的抽筋就消失了。所以这个是居处卑湿。

第二，或早行雾露。很多茶农大清早就开摩托车进来，冬天也不例外，他们都穿着雨衣。所以他们的关节很容易被雾露冷风冻的痹痛，怎么办呢？

李时珍告诉我们，早出山的时候含一片姜，如果你身体有寒气，有湿气进来，含姜的时候再走路就不怕。

所以我经常建议这些茶农含一小片姜，开肺，辛能走肺，肺主皮毛，能够抗敌外邪，辛能壮肺。所以适当吃点小辣可以强壮肺部。

当时叔公还有很多人很奇怪，说我们这边南方人的孩子一碰到下雨，父母就赶紧抱着找个地方躲雨，可是一不小心还是感冒了。北方那边来的孩子，下了雨后，那些砍树的工人就让孩子在雨水中淋雨，也没见过他们感冒，为什么呢？

后来发现他们喜欢吃些生姜和辣椒。所以适当的微辣我们不要拒绝，人是食五味的，辛能走肺，让你皮毛抗邪的功能加强。

之所以好多女性老容易感冒，有一个原因就是她吃不了辛辣的食物，干不了重活，如果适当干点重活，再用点辛辣的食物壮一壮你的勇气和卫气，鼻炎、荨麻疹、反复感冒统统都跑掉。

下一条是“或冒雨或涉水”。就是说淋着雨又淌了水，也会得湿气。我们有一次办山林班，逢到大洋的大穿越，中途到剑门时下起了大雨，刚开始我都有点担忧，这么多城市里的人，万一感冒了怎么办？回去后，虽然每个人都从头淋透到脚，却没有感冒，还很有精神，没有感冒，是为什么？

第一是我们的运动量够，第二是回来后，及时喝了姜枣红糖水，水湿之气才进到肌表，还没来得及深到血脉，就让我们发出去了。所以可见啊，如果懂得一些中医预防知识，就不容易生病。

《素书》讲，怨在不舍小过，患在不预定谋。会有疾病，是因为预防知识少，而未病防治是中医的精华。

冒雨涉水不可怕，可怕的是你没有正知正见。不懂得身体在受寒受湿的时候，及时用微汗法把寒湿驱逐出体外。

下一条是“有汗湿履，则湿从外感得之”。什么叫汗湿履？就是说衣服被汗打湿了，就连鞋袜都湿透了。

当年我们在大学的时候，有一群朋友参加网球班。一到体育课大家打球打到汗流浃背，回去来不及换衣服就先吃饭，穿的衣服一凉，就打喷嚏、感冒。

有位同学头还感觉酸重、沉，感冒后流鼻水，吃了凉茶还有感冒冲剂都没好，不得已去找我们温病老师看病。

温病老师很喜欢给学生们处方用药，就给这位同学开了三仁汤。我们现在还记得，因为三仁汤这个方歌编的太好了，就一句话，一历耳根，永为道种，你永远都忘不了。

善巧记歌诀的方书里讲到，三人爬竹竿，扑通滑下来。三个人爬竹竿扑通一下滑倒在水下，三人是哪三仁，杏仁，豆蔻仁和薏苡仁，爬竹竿的竹就是竹叶，扑通的扑是厚朴，通是通草，滑下来的滑是滑石，下是半夏，就这几味药，讲过一次这三仁汤的组成永远都不会忘。

当时这个同学浑身酸重，头重如裹，饭也吃不下，老师给他开这一剂药。他吃完第一剂头就变得很清爽。两剂药吃完病就好了。

从此他对中医特别感兴趣。所以中医的信心有时候需要老师来建立，同学们有问题，老师用中医的思路来帮助解决，同学们学医的兴趣会很浓厚。

我们这位温病老师讲，你只要善用三仁汤，在南方地区能治疗很多病，上中下三焦都能够把理通。

我们再看下面，这些内伤的湿从哪里来呢？通过肆饮酒浆，过食生冷。去年有一个建筑商开车进山来，他刚从县城里有办事回来，和政府人员喝酒喝到胃痛呕吐，他进来的时候问，怎么办呢？我说，这是嘴巴吃出来的病叫自作自受。

明知道生冷伤脾胃，还冰啤酒吃个不停。人性有两个弱点，其中一个就是好了疮疤忘了痛，明知对身体不好还去做，这叫理明念尤侵，道理虽明白，但是真正对境的时候，这些邪念还会侵犯你，身不由己。力量只有从对境中才能练起。

我们给他用了藿香正气胶囊，因为急症来不及给煎药，直接买藿香正气胶囊，吃了后呕吐感就消失了。第二天啊，这个建筑商胃舒服了，也不拉肚子了。所以说这个藿香正气胶囊是家中常备、旅行常随身的一款药，因为能够治疗外感寒湿，内伤生冷导致的肚子胀满，上吐下泻。

上面是讲湿气伤人从哪里伤，那用什么药呢？我们再来看治湿的六论，出自《时病论》，这个太经典了，读完后你们要背下来，一辈子都受益，即使你不学医也会有很多启发，因为它可以打开人的悟性。

湿气在人身体里，会以各种形式存在，比如湿气在皮肤，皮肤困重，宜用解表之药，像麻黄、桂枝、防己、苍术，你吃完后，会汗出涔涔，“譬如六合阴晦，非雨不晴”。六合就是天地，天地间乌云密布，你说要怎么样会变得晴朗呢？就是下雨，一场雨后立刻雨过天晴。

所以我们人出现这种周身有湿气的情况，最好就是发一场汗，体表的汗一出就像身体下了一场雨一样，汗如雨下。那天山林班的时候，有的学员进来说他腰很酸痛，经常坐在办公室，被空调寒湿冻住，问我们要给他开什么药？

普通人一想腰酸就壮腰健肾，或者六味地黄丸，他吃过，有没有效果？有，但是不理想。我们让他赤脚走路，越走腰越轻松，越走汗出越多，身体越轻快，这叫什么？譬如阴晦，非雨不晴啊。

比如，阴雨天周身酸软沉重，不出汗下场雨，你永远晴不了，不出身汗你永远不舒服。所以学习一段时间后，学生焦躁或郁闷，我们为什么要去大穿越，发一次汗叫汗出一身轻，这是治湿论之一。

我们看治湿论第二，“水湿聚于肠胃，肚腹肿胀者，宜攻下之药”，如大黄、牵牛子、槟榔等，“譬如水满沟渠，非导不去”。好像肚子胀满，必须通利。

我今天上午读完书的时候，从庐龙古庵下来，发现电站那边放水，水就直接往这边沟冲下来，沟有的地方被落叶堵住，水下不来，就往公路上溢，我用石块把落叶疏通开，那水就下来了。路面也就没有问题，干爽了，所以碰到水满沟渠，非导不利，像大禹治水一样。

当时在余老师那里，很多得了食积的孩子，肚腹胀满，屎尿不下，上面又吃不进饭，堵在那里既胀又闷，余老师怎么办呢？因为是孩子，用大黄怕泄得太凶，就用牵牛子炒香打粉，又叫黑白丑，加白糖来调服，既能缓中补虚，又能够通利大小便。牵牛子是通大小便的妙品，它是胱肠并通之药。

当时大禹治水的时候，他观察这水患怎么堵都堵不住，原来有一个地方叫龙门山，这个地方山很狭窄，河水从这里过的时候，一发大水，由于山狭窄不能及时往下游去，在中游就会泛溢出来，结果他带领大众把龙门山一凿开，水能够顺利往下游流去，中上游的水患就息了。所以有这个传说，大禹治水，堵不如疏。

我们中医也是治疗肚肠积水，非导不去，要用这个导水法，而牵牛子和大黄等药就是导水法的代表。

我们再讲治湿六论之三，寒湿在于肌肤筋骨间，拘急作痛，麻木不仁，宜温辛之药。如干姜、附子、丁香、肉桂之类。

譬如太阳在于中天，而阴湿自干，这种情况最常见。一位老人常说关节很痛，秋冬天加重，天气阴冷不出太阳的时候关节都屈伸不利，早上起来要活动一会儿才能转动灵活。

凡是太阳光照不够的时候，病痛加重，都属于阴寒。治疗阴寒要用离照当空、阴霾自散的办法，所以用制阳光，消阴翳。

制阳光最快速的三味药是姜桂附，干姜、肉桂、附子，这三味药号称三仙饮，是古代制阳光最雄烈的。为什么叫三仙？纯阳为仙，纯阴为鬼，半阴半阳为人也。

肉桂暖心阳，附子暖肾阳，干姜暖脾阳。上中下三焦的阳气同时都暖起来，阴邪在身体就待不住了。

我碰到一例最顽固的筋骨痹痛，痛到吃止痛药，甚至吃罂粟壳来止痛，都没办法。因为只能够止标痛，不能够祛寒冷的根本。一到深夜的时候痛的翻来覆去没法睡觉。这在中医来说叫做寒病夜痛。

所以给他用四君子汤加姜桂附，因为久病伤脾，四君子能够健脾，加姜桂附的目的就是制阳光。

有一个老先生讲过，当我们屋子处于连绵阴雨状态石砖都是水雾，突然间明天要出太阳了，今天晚上水雾就渐渐干了，这是一个征兆。假如过几天要下雨，你会发现墙角边就比较湿润，叫“础润而雨，月晕而风”。这是天象，也蕴含医理。

他吃了四君子和姜桂附关节变得灵活，也很舒服，可见寒凝痹痛，非温不去啊。

我们再看治湿六论之四，湿气在于脏腑肌肤之间，微而不甚，就是很微小，不很厉害，宜健脾燥湿之药。如苍术、白术、厚朴、半夏、木香。

譬如地板之湿，以灰土燥之，地板如果有湿，在农村很简单，从厨房里取一把草木灰撒下去，用扫把扫几下，那些湿被草木灰一吸起来，再把草木灰一扫走那地板就很干。这叫灰土除湿法。

所以对一些慢性浅表性胃炎，甚至一些口流清水的病人，尤其是中午睡觉的时候。在学校读书的时候，高考复习很紧张，大家中午趴在桌子上睡觉，起来的时候衣服都流满了口水，这是脾有啊，这口水如果是清的，不怎么臭，是脾寒。因为诸病水液，澄澈清冷，皆属于寒。

有个高中生很郁闷地问我，他老流口水，很不舒服，不知道该怎么办？我说这个太简单了，你就去买理中丸，理中焦也。里面有苍术、干姜，都能够让脾胃干燥起来，减少湿气。

他在学校煎药不方便，理中丸吃了半盒，中午睡觉的时候，口水就不流了。可见这个中医如果对症下药效果是很快的。

我们再看治湿六论里第五论，湿热在小腹膀胱间，或肿，或泄，或小便不通，要用淡渗之法，挖沟渠。如猪苓、泽泻、茯苓、滑石、茵陈、车前子。

譬如水溢沟渠，非通不去，水在沟渠里，不通去不了。前面的是在大的沟渠，要用牵牛子来通大小便。这个是在小的沟渠，要用车前子、滑石、茯苓、泽泻来通小便。

对于小孩子难治性的泄泻，我们用什么？用五苓散，只要小孩子舌苔水滑、白，又拉肚子，是因为水不能够从小便出，所以从大便出，从大便出就是水样泄泻。五苓散里有猪苓、泽泻、茯苓，还可以加点车前子，一吃一气化，小便量多，大便就干了，就不拉肚子了。所以五苓散是治疗小儿水泄啊的特效药。

好，我们再看第六条，湿气在皮肤，宜用渗湿之药。如防风、羌活、独活。

譬如清风荐爽，湿气自消。湿气在表皮，可以吹干它，好像我们的衣服下雨天要放在烘干机或者用吹风筒吹，暖风吹一阵，衣服就渐渐干爽。能够吹热风暖风的是辛温的风药，如羌活、独活、荆芥、防风都可以起到清风荐爽、湿气自干的效果。

有一个药店的收银人员，我去她那里抓药的时候，她跟我讲，她的背很痛，因为经常对着空调吹，又加上女孩子喜欢吃冷饮，寒湿夹杂在一起，皮肤表面就会僵紧，颈部转动不利，天天像落枕一样。

我们就跟她讲，这个很简单，用清风荐爽的方法，羌活胜湿汤。羌胡胜湿羌独芎，甘蔓蒿本与防风。湿气在表头腰中，发汗升阳有奇功。

这个汤方大家要记得，很重要也很好用，只要头重，身体背部僵硬，湿气重，寒气重，这个方一剂就见效果，是专门对治风湿在整条足背膀胱经上的特效药，对于腰痛也有效果。

因为它都是一派风药，羌活、蔓荆子、川芎，这些风药一吹，吃这个药最大的感受就是脑子变得灵光，颈部也变灵活了。

因为巅顶之上唯风药可到，人体的头脑每天昏沉，被寒饮和空调冻得僵冷，用羌活胜湿汤，使风气一鼓动，一流通，湿气就干了。

好，我们今天就分享到这里，感恩大家！

（蒙　群　听打整理）

火有七说，寒有十因，气有九论，郁有六名，疟犯暑风，更兼痰食，痢因湿热，乃受积停。

第4课

今天讲第4课。

上节课，我们讲到湿，受湿有内外之分，内伤于生冷或者酒食，而外感指冒雨淋水，着了雾露或者吹了风寒。

我们都分别列举了一些治法精要，那都是临床试效的好方子，学了《病因赋》后，基本你就可以出师了。所以一篇《病因赋》就是一部中医学的缩影。因为里面既有理论也有实战，既有方子也有药物，既有医理也不乏文采。

我们今天看，“火有七说，寒有十因，气有九论，郁有六名，疟犯暑风，更兼痰食，痢因湿热，乃受积”停。光这句话讲一天都讲不完，因为里面把火痰气郁，四大病机都讲完了。

先看“火有七说”，有哪七说？

第一它分为君相二火，这是两个，君火是心，因为心为君主之官，所以，想事太多，心火就旺盛，就会睡不着觉，这时弄几根莲子心泡水一喝，苦能入心，青能去火，莲子心为青苦之品，就是一剂安神清心之妙茶也。

昨天我们晚课做到十一点，有些人就坐不住了。以前老师经常白天看病，晚上看书，读到深夜，脑子停不下来，一不小心就看到一两点。大家看一下，老师多有聪明才智和天赋，还时常看书到深夜，而我们作为学生，差太远了。为了正义的事情，为了学习正能量的事情，老师说熬到通宵都不为过。

相反，现在好多孩子，经常上网、打网络游戏或者看小说到通宵，都不顾忌对身体不好，但是读书的时候就退却了。人若能够把打网络游戏的干劲用在专业上，在这上面肯定是专家。

当时老师心意识静不下来，就去药房取一小撮莲子心，放在杯里就泡了，喝上两杯，脑子就清净下来了。然后头一靠到枕头上就感觉很清凉，很快就熟睡。对于脑力工作者，头脑旋转停不下来，可以适当喝点莲子心清心降火。

相火很多，五脏里君是心，而其他脏腑都是臣相，所以有各种火，五脏之火各有不同。

古人讲五志过极皆能化火，如大怒气逆伤肝，所以大怒气逆火起于肝，有些人一生气后，眼睛红的像兔子一样，因为肝开窍于目，所以眼目红赤因为气逆、怒气而生。丹栀逍遥散非常有效，特别是妇人月经前后，生气过后，头痛、眼胀、口干苦，就用丹栀逍遥散。

在北山中学有一位老师，他经常看不惯学生的行为，跟学生动气发火，每发完火后都后悔，眼睛就胀，打电话来问，要用什么药。我说丹栀逍遥散，他问为什么每次都是丹栀逍遥散，我问他为什么你每次都因为学生动气呢？所以老毛病不变，药方不变，他吃了两剂，眼就不胀了。所以要想不生病，就要先不生气，百病皆生于气。

悲伤火起于哪里？火起于肺，所以有些人经历一些哀伤之事，就会咳嗽、胸闷、不舒服，甚至干咳、流鼻血。比如有些人家里丧失了亲戚，哭得感天动地，那几天茶饭不思，泪水都流干了，鼻子就流血，还咳嗽，这时怎么办呢？枇杷清肺，所以这种火，我们用枇杷叶熬水兑点蜂蜜一喝，肺火就能平息。所以你如果懂点中医碰到家里有亲戚朋友遇到哀伤的事情，流鼻血或者干咳，叫他到药店里买点枇杷叶煮水后兑点蜂蜜，吃了过后，气就下去了，火也消了，气顺则火消啊。

我们再看，诸痛痒疮皆属于哪里？心，所以最常见的口舌生疮，火起于心也，因为舌头乃心之苗窍，舌红，孩子连饭都吃不下，碰到这种情况你再问他小便是不是黄的，如果是给他用导赤散，火气下行则疮口平。

诸湿肿满火起于哪里？火起于脾，所以对于口疮、口臭，我们中医用用泻黄散，泻黄甘草与防风，石膏栀子藿香充。

还有晚上遗精，小便黄赤，平时牙还容易痛，火起于哪里？火起于肾，像这种情况，中医里有个知柏地黄丸，你见他舌红而又少苔的，脉细数，阴虚火旺，知柏地黄丸主之，这是五脏之火。

当然还有其他，六腑之火也能够讲得很仔细。叔婆有一段时间老是口苦，吃什么口都是苦的，折腾了几个月，我们进山来的时候，她赶紧找到我们。

当时我喜欢看余国俊先生的《中医师承实录》，他跟随老师学习，并且记录下来。我写《跟诊日记》的初衷，一部分是缘于这本书。他把和老师的对答都记录在笔记本上，后来一本书一本书的出，笔耕不辍。一个善于总结的人，可以弥补天赋资质的不足，因为勤能补拙啊。

当时我看到余国俊先生书中提到，凡口苦肋胀，乃肝胆火旺，柴胆牡蛎汤主之，柴胡、龙胆、牡蛎三味药。当时我想，叔婆的脉弦硬，这个药又是安全的，而且，她的血压也是偏高，我说正好试效这三味药，给她开了柴胡 10 克，龙胆 5 克，牡蛎 30 克。

叔婆吃了第一剂药说，怎么口苦好了，还要不要再吃，我说再坚持吃两剂，结果三剂药管了一年都没口苦。

为什么呢？因为苦乃火之味也，火气降则苦气平，所以这又是一个非常好的实例。柴胡引肝胆火气入肝胆部胁部，龙胆一个清，牡蛎一个降。

经验都是好的，如果你不用就不能为你所用。有人说，中医是经验医学，不好，不好是因为你不会用。有人说中医不是科学，有糟粕，有糟粕是因为你看不懂，看不懂就是糟粕，看懂了小便都能治内伤。

还有小便赤涩疼痛，火起于哪里？膀胱。

我们山里每年都可以碰到患急性尿道炎、膀胱炎的病例，包括村民，砍树的贵州人、湖南人。他们砍树的时候常常很拼命，一方面忘了喝水，另一方面平时又喝酒，湿热熏蒸，所以天气热的时候，出汗又多，膀胱水一被蒸干就发炎。

所以有尿尿不出，抱住肚子工作也干不了，这时怎么办呢？当时叔公说，这一个村民有经验，去拔点车前草，熬水兑一点点蜂蜜。

你随便拔一把，二三两半斤都好，熬了水过后，轻的就喝半碗一碗，重的就多喝一两碗，喝下去你再坐一会，那个尿就哗哗地往外排，那种赤痛感像刀刺那样，甚至那种烧灼感都随着尿排下来而消失。所以那些砍树的工人很感激，这是一个好方子，车前草能够利小便也。

我们接着再看，痰有十因。

其实痰不止十因，这里举一个纲领是要让我们明白，治病要治因，不治这病，痰不自生，生必有故，也就是说痰不会自己产生，生起来必定是有缘故的，十因分别为风、寒、热、湿、暑、燥、久积、食停、脾虚、肾虚，这十种最常见的生痰之因。

为什么有人治痰总是治不好，因为他只懂得用天南星、半夏化痰，只治其标，不知道挖掘他的痰根。就以感冒后遗症的痰多为例，这是一种常见的疾病，但是很多医院都没办法，对中医来说很普通，脾虚感冒后恢复不利，才会留痰饮，因为脾为生痰之源。

我们治疗过很多这样的病人，感冒好了转为咳嗽多痰，特别是孩子一感冒打了消炎针、吊水过后，虽然没有了恶寒发热的感冒症状，但是咳痰十天半个月，用了消痰、消炎的药后，痰变清稀了，但还是咳不完。

家里人以为孩子体质虚，给他炖点这鸡汤或者吃鸡蛋、牛奶补一补，一补痰更多，他本身已经脾虚不运，吃什么都变为痰。

有一个作家就是这种情况，感冒后吃消炎药，用那些下火的，感冒好了，但是痰多，他来问该怎么办，已经六七天了。我跟他说，你就买陈夏六君子丸。因为这种痰起于脾胃，舌苔白腻。半瓶还没吃完，痰干干净净。他说他以前出现这种情况，没有半个月都不会消掉。用陈夏六君子丸两三天就消了。

所以痰起于脾胃，就要用健脾化痰法，而陈夏六君子丸是健脾化痰洗涤方。你想一想六个君子、六个帝王来帮你，体内有君子，小人则待不住，身体有正气，邪气就留不了。

脾胃气足，就没有痰湿。

还有一例老年人晚上咳痰特别厉害，还喘，哮喘带痰。当时我读大学的时候就用过这个方子，至今记忆犹新，碰到了四五例，糖尿病兼咳喘，晚上床边必须要放一个痰盂，如果不放，起来咳吐又再回去睡，如此反反复复，一个晚上不用睡觉了。

我一问他痰是什么颜色，他说是白的清稀样痰。诸病水液，澄澈清冷皆属于寒。你看夏天的水很黄，而秋冬天的水很清，因为秋冬天主肃降，主寒。

他这个病白天出太阳会减轻，晚上深夜就加重，夜重乃是脾有寒，日重乃是身有火。凡是疾病啊，你要问他，夜晚还是白天加重？所以从他的痰水和发作时间来看都是体寒，我又问他吃饭怎么样，他回答不香。

所以会问诊，三言两语就能把病机问出来，就像一个上乘的侦探一样，他要破案，不需要很多时间，如包拯、海瑞、狄仁杰、福尔摩斯、卫斯理，他只要问几个关键的问题，就把案情理顺了。如果你没有这种破案思维，你问个半天甚至半年，这个案悬在那里也破不了。所以破病就像破案，诊病就像在审案一样。

明白他是脾肾两虚，寒痰停积后，我们就给他用温阳六君子汤，用六君子汤来健脾加上姜辛味，姜是干姜，辛是细辛，味是五味子。

干姜能够暖中，细辛能够把脾肾深层次的痰发出来，五味子本身又能够纳气平喘。有个医谚为“若要痰饮退，宜用姜辛味”。所以如果你读熟了，临证治病若碰到顽固的老白痰，姜辛味就开出去。

他吃完第一剂药就觉得痰少了一半，而且通身到脚都暖洋洋，为什么呢？这就是制阳光，制阳光则阴翳自消，离照当空则阴霾自散。这些痰浊蒙在肺，就像乌云蒙在天空一样，肺主天。

好，我们再看气有九论。

气有九论出自《黄帝内经》。《黄帝内经》有云：怒则气上。这是第一论。生气的人是不是面红耳赤，脖子粗？这就证明怒则气上，这种人容易中风、脑溢血，赶紧给他十宣放血或者耳垂放血，泄洪也。

喜则气缓。这是第二论。一个人为什么气那么急？因为欢喜心少了，不高兴。气就很急，一欢喜气就缓。

悲则气消。这是第三论。悲伤的人很快就短气无力，叫悲则气消。所以我们中医用什么来克木？金克木，那木在七情里主什么？主怒，金在七情里主什么？主悲，所以悲能够胜什么？胜怒，这就是情志疗法。

悲的话，有一种是悲伤，有一种是慈悲，慈悲更管用，所以一个人会生气，从侧面角度来看是他慈悲心不够。

中医是不是很妙。所以凡是动气烦恼，火起者，得肝硬化、肝炎，十个有九个都是慈悲心不够。对人对己太凶恶，不留情，所以为什么说不爱帮人的人自己吃亏，不够慈悲的人自己受罪，你会慢慢体会到些道理。在养生界里凡是长寿的人，自慈悲中来。

所以，那天碰到小鹏跟大厨闹矛盾，大鹏就处理得很好，就要有这种大格局、大肚量。懂得息事宁人的人命长，不懂得息事宁人的人命短，凡碰到事情都懂得去调和，你就是一个中医。

如果只是在治病上拼命用药，但是碰到一些平常的事情解决不了，这是个假中医。真正的中医是在日用生活中都起到国老甘草调和的作用，调和诸药，调和矛盾。

恐则气下。这个很熟了，这是第四论。不知道你们有没有过一上讲台脚就发抖的经历，严重的人一到公共场合或者被老师点名，他就想上厕所，为什么呢？

一惊恐气就往下掉，所以有个成语叫惊弓之鸟，高手说，我只需要拉弓，不需要搭箭，雁就掉下来，因为它已经很疲惫、很恐惧了，再一吓就掉下来了。所以一个恐惧的人你不能再吓他，你要培补他。

中医学的医理很奇妙，如果你懂得中医医理可以讲课时让孩子们听得如痴如醉，甚至让孩子们明白怎么调身体，明白其中的机制。如果你用中医学的思路去看那些课文，去看那些成语故事会很有味道。

以后我们会开一堂课，用医眼看古籍，看成语，看文学。古文学如果抽离了中医这个生命观，那古代的文化都是不完善、不全面的，所以苏东坡、陆游、白居易、杜甫，他们个个都是中医的高手。因此，学医不妨碍你们学其他知识，对你们学任何知识都是有益的。

在老师那里，我碰到一个五六岁的小孩子，他有一个特点，跑两三步就要蹲下来，如此反复。在你看来是怪病的病象，其实都逃不出生命这团气。他为什么会蹲下来？因为气下，气上的人他走路都是掂着脚跟，气下的人，要么拖泥带水，要么走几步就往下蹲，所以我们不是看他的病，是看他的气。

中医不是调病而是在调气，所以余老师在旁边观察后说，这要用补中益气汤。后来一问，这个孩子果然脾胃不好，先天又不足，晚上一个动静就会被惊吓得大哭，家里大人又经常吵架，孩子变成受气包。

这样的孩子成长起来必是自卑和抑郁的，长大后也容易郁闷、焦虑，气少则病，气尽则亡，不可不知，不可不慎。

我从余老师身上又学到一个治自卑的方法，自卑的人就抬高他。孩子服了补中益气汤后，可以跑十几步了，中气一培补起来，那孩子他就有上山打虎的勇气，中气一掉下去，有个风吹草动他就战战兢兢，草木皆兵。

惊则气乱，这是第五论。一个人受惊过后，气便会乱。进叔的一个朋友吃饭的时候，看到饭桌上的朋友吵架，饭正要咽下去的时候被吓到了，噎在喉咙里。回去后一天到晚咳嗽，气吞不下去，吐不出来，哽在喉咙周围，到医院里拍片也看不出来，为什么呢？

这是气病，是无形的气机逆乱，受到惊吓而得，我们要理顺他的气机，他的病位在咽喉与肺之间，我们首先想到的是半夏厚朴汤。

妇人咽中如有炙脔，好像咽里塞了一块肥肉，吞又吞不下，吐又吐不出，哽在那里，上下不利，为梅核气，半夏厚朴汤主之。为这位病人为男性，我当时给他用了半夏厚朴汤，还特别加了枳壳、桔梗两味药，为什么？

古医籍上讲，膈上不宽加枳桔。胸膈上的气机宽松不了，就得加枳壳、桔梗，通了气，咳嗽就好了。他说，这个太神奇了，一剂药就把病给治好了。

所以凡是吃饭受到惊吓，或者开车突然间受惊，导致的咳嗽、胸闷，用半夏厚朴汤来加枳壳、桔梗，因为惊则气乱，气顺则病愈。

好，再来看这第六论，劳则气耗。一个人劳心劳力太过，他会没气，这个告诉大家，得了虚劳的病人要分两种：一种是用阴力的虚劳；一种是用阳力的虚劳。一种是干粗重体力活的虚劳，另一种是用心意识太过的虚劳，两者的治法不一样。

有一次有两个病人，他们来的时候都主诉疲倦、短气，睡不着觉，做什么事都没精神。一个文文秀秀，一个粗粗鲁鲁，老师给粗粗鲁鲁的开了补中益气汤，给文文秀秀的开了归脾汤。后来复诊，两个病人吃了药都很舒服，都觉得气足了，讲话声音大了，做事有劲了。

老师跟我们讲，劳力伤气，所以补中益气汤主之，劳心伤血，归脾汤主之。都是劳则气耗，但是有所不同。

所以碰到干粗活气又不足的，给他用点补中益气汤，气很快就足了，补中益气汤对他来说就是神方。李老在五六十年代用一个补中益气汤治了一百多种疾病，为什么呢？因为那个年代人吃不饱，活干得过多，所以人吃了补中益气就有劲，就没病。所以你们天天都要锻炼，一天不锻炼，你的劲一天就会退，劲退一分病就进一分，你的劲进一分病就退一分。

思则气结，这是第七论。一个思虑过度的人，气会板结在那里，所以临床上常碰到这样的病人，问你一大堆问题，而且症状写了三四页。这个病人要么是老师，要么就是做文职工作，心很细。像这种病只要去劳动，再配上疏肝解郁的药，很快就能痊愈。

古代有一个医生很厉害，他给有些病人开药，给有些病人调饮食，和我们现在做的一模一样。他碰到个富家女，这个富家女天天坐在房子里瞎想，什么事情也不做，郁闷得有轻生的念头，家里人害怕，赶紧请这个医生来。

医生说，这个病得赶紧治，不治的话就出大问题。家里人问怎么治？他说，我给你开药前，要用一些药引子。家里人又问，什么是药引子？

医生说，让家里服侍她的婢女跟她一起到溪边割一把柴抱回家来，天天如此，坚持一两个月。刚开始富家女不乐意，但是医生讲的话又不得不从，便跟着那个婢女去割柴。

刚开始，半把柴她都抱不了，后来抱两把，1 个月下来，这个郁闷就解了。当她的意念转到劳作的时候，就不再思虑过度了，没有思虑过就不会抑郁，不会思则气结。

所以破解思则气结最快速的办法就是忘我的劳动，让你没有闲暇去思索。我们的石溪漂流纵跃如果不扛木头负重的话，你会乱想，还会观赏美景，但是木头一扛上去，不仅让你气沉丹田，还让你专一。练习一段时日，你渐渐会有一种身轻如燕的感觉。这种感觉出来后你再读书，读一天抵得上别人读一个月。

藏传佛教有一个大德叫莲花生大师，他讲过一句话，挟有杂念读 1 年，不如止语读 1 个月。你如果有杂念，思虑过度去读书，读 1 年的效果，竟然不如别人心无杂念读 1 个月。

所以，最会珍惜时间的绝对不是坐在课桌边，每天读书读 20 个小时的人，而是先把身体锻炼好，而且不该讲话的时候绝不轻易讲，该锻炼的时候一心去锻炼。宜将一心应万物，切莫一物万心思。

只有课间或做饭的时候偶尔讲几句，但是平时都是守口如瓶。这样坚持半年下来顶得别人读十年。所以为什么有人这么快就出师，有人熬好久也出不了师，不是师父偏心，是你学习的劲头还不够。

好，我们再看，寒则气收，这是第八论。

大家看天气一冷，首先我们会蜷缩，说明气收，所以很多病痛症都是在天冷的时候加重，天一冷，气脉一缩，叫热胀冷缩。所以会点物理学也可以通你的中医学，中医学也就是大物理学，讲的是万物之理啊。

碰到各类妇人痛经，为何张仲景用温经汤、当归芍药散，因为血气遇寒则凝，得温则行。《黄帝内经》讲，但凡血气碰到寒冷就凝住，碰到温暖就通行，通畅无阻，就是这个道理。现在之所以这么多痛症，是因为人们不爱运动出汗，身体就温暖不了，百脉就会闭塞，就会收。

我们碰到几例痛经，还有吹空调或者头痛的病人，还没给开药，就靠每天下午运动一小时，症状就消失了。所以我现在体会到，痛症有八九成都是懒动的产物，都是不动的果报。动一动，少生一病痛，懒一懒，多喝药一碗。

好，下一个，热则气泄。

你可能会发现，最热的暑天你什么事都不想干，因为毛孔大开，你的气泄掉了。有句俗话，夏季无病常带三分虚。

去年有一个做小生意的同学，他说最近也没见生意忙，家里也没发生什么事情，但感觉人没劲，口干渴，短气。

我问他，什么症状？他说最近老是出汗，汗很多。天气正逢夏天最热的时候，原来是暑伤气津，热则气泄，生脉饮主之。但没让他去买生脉饮，而是用点西洋参，买些麦冬再加点五味子泡水，一喝下去气阴并补。他说，这个泡茶方喝了两天气就上来了。

所以夏天碰到病人舌红少苔，短气乏力，汗多，生脉饮一下去，脉力就生起来了。

如果不及时养气阴，等气阴耗得很厉害，便会胸闷，心慌，失眠，甚至发生心肌炎、胸膜炎各种炎症。这都是因为气不够，气阴缺少。

这个是气有九论，后面还有更厉害的，郁有六名。

郁闷有六种情况，朱丹溪讲过“气血冲和，百病不生，一有拂郁，诸病生焉。是以百病皆生于气郁”。

有哪六郁呢？朱丹溪治病但凡碰到病人两边关脉偏大，鼓鼓的像青蛙鼓肚子一样，就会用六郁汤的思路。

当时小鹏也讲过，在学校里，配制的六郁汤给大家治疗一些疾病，效果还挺不错，当时用的是越鞠丸。越鞠丸就是运用六郁汤的思路，有哪六郁呢？

第一是气郁。

气郁的症状是生气后加重，胸肋痛，叫气得捶胸顿足啊，因为那气留在胸。气郁用香附，乃气郁总司。

血郁，嘴唇都偏乌暗，或者舌下静脉怒张，还有局部疼痛，像刀刮或者针刺一样。治疗血郁的话通常用川芎，川芎乃血中气药，上行头目，下行血海，旁开郁啊，从头到脚无处不到。

食郁，病人通常反酸，打嗝，胃部胀满，看到好吃的饭菜也不想吃，甚至厌食挑食，这是有食郁。食郁用神曲，你可以配制一些中药小茶方，神曲、炒麦芽泡茶都可以治疗食积。神曲麦芽茶还能解表，在制造工艺过程中，神曲含有一些辣蓼、藿香在里面，既能解表又能消食。

小孩子的病无外乎太阴肺经，呼吸系统受邪，还有太阴脾经，消化系统有积滞。神曲麦芽茶既能消化也可解表。所以如果我们碰到小孩生病，可以让父母买午时茶或小儿七星茶，大多数厌食挑食，又怕风冷，都能一吃就好。只要明白医了，不怕疾病层出不穷。

火郁用栀子，栀子能够清三焦之火，不单是上焦，三焦都能清，上清火，下利尿，所以病人舌红尿赤，脉数者用栀子。

到药房抓药，你看栀子像一颗心一样，对于失眠烦躁，我们常用丹栀逍遥散，里面有牡丹皮、栀子。病人肝郁化火，无事常生烦恼，开逍遥散主之，若烦恼障很重，脉象弦硬带数，用丹栀逍遥散。

我们再看，湿郁用什么？用苍术，苍术乃治湿圣药，不管是里湿还是表湿，通治，在里之湿可以便涤化之，在表之湿可以发散解之。周身困重疼痛，天气一冷则加重的情况，我们往往放一味苍术。

电站有位老叔，他常年看水池，经常跟水打交道，腰很沉。我们告诉他，生姜切片，大枣煮水，再抓一把苍术一喝，腰本来弯不下去的，可以弯下去，手够不到地板的，可以够到地板。

由此可见，湿气就是人体关节的那些锈垢，就像你用胶钳啊，那些铁锈如果不除便打不开，同样你腰周围的湿气如果很重，你没化掉，你就弯不下。

我们用生姜和苍术能够除锈垢，用大枣给他点油，点油除锈垢，你的“胶钳”就会用得很活，点油除锈垢，养血祛湿，你的腰部就很利索。

老叔很开心，说有这个小方子真管用，碰到天冷的时候他就泡一碗，吃后腰部暖洋洋。

这里没有一味药壮腰膝，怎么能达到腰膝好的效果？因为腰周围包的是肌肉。有位老师很厉害，他说，心肌无力他不治心，他治脾，用补中益气，心力就上来了。

大家很奇怪，你没有用酸枣仁之类安神药，怎么他的心慌心悸变好？他说，心脏的肌肉是不是肌肉？是肌肉就归脾，因为脾主肌肉。

还有一位腰酸重的病人，给他重用苍术、白术，肾着汤一吃，腰部酸痛好了，没有用一味补肾的药。腰部的肌肉归脾管，所以肾着汤一吃，小便量多，腰部轻松，湿气一排走，疼痛就减轻了。

所以运用好“脾主肌肉”这四个字，通身上下很多病你都会有治疗心得，这点在后面我们会跟大家慢慢分享。气郁、血郁、湿郁、火郁、食郁都讲了，还有最后一个痰郁。

一般前面五郁解了，就没有第六个痰郁了。越鞠丸只用这前面五味药治气、血、火、湿、食，如果真的有痰郁，一般还会加半夏，半夏是治痰郁之妙品。

朱丹溪说，碰到郁闷用六郁汤或者越鞠丸，这是给大家立一个大法，这个方子你可执著，也可不执著，灵活变通。如果生气加重，可以加木香、槟榔，会放很多屁，胸内的胀闷，就像扎破的气球包一样就瘪下来了。

如果是血郁加重，也可以用六郁汤加减。比如那天有个看跌打损伤的小伙子，我们照样给他用六郁汤，膝盖肿痛，六郁汤加牛膝、桃仁、红花，他吃了这个药后，再用这个药来熬汤外洗，瘀青就消失了。

湿郁加重，舌苔白腻，浑身困重，关节痛，你就多加白术、羌活或者茯苓、薏苡仁。

火郁加重，就用黄芩或者连翘。

食郁加重，用山楂、砂仁配合神曲，在六郁汤里效果会更神奇，这就是我们今天分享的“郁有六名”。

至于后面讲到疟犯暑风，更兼痰食，这不就是痰郁、食郁嘛。痢因湿热，乃受积停，这也是食积。如果你懂得六郁之法，不管它变为疟疾，还是痢疾，还是其他疾病，都逃不出这六郁。

好，我们今天就分享到这里，感恩大家！

（蒙　群　听打整理）

呕吐者，胃气逆而不降。泄泻者，脾气伤而不平。霍乱，脾寒伤食所致。痞满，脾倦积湿而成。呃逆者，胃气之不顺。咳嗽者，肺气之不清。嗳气皆由于痰火。咽酸尽为乎食停。

第5课

我们今天讲《病因赋》的第5课。

中医学的最伟大之处在于辨证论治，治病求因，如同斩草除根，所以如果不明病因，治病无功，开口动手便错。

如果碰到同样呕吐的两例病人，一个吐出来的东西臭秽，且烧心，一个吐出来的东西清冷，都是“呕吐者胃气逆而不下”，你要怎么治呢？

很明显，第一个呕吐臭秽者是热证，我们用竹茹降逆止呕，三五十克下去都有效果。第二个呕吐清晰样的一些水，舌苔白，乃寒也，寒呕我们用生姜，能降逆止呕，且是暖胃的。

因此，如果没有辨明病因，简单一个呕吐你都治不好。

今天这一话，大家读一下这文字是不是很美？朗朗上口，既有文采又有真实的义理，堪称“信达雅”俱足的好文章。

我们做学问，或者写日记、写文章，都要多想想是不是达到“信达雅”的水平？包括我们讲出来的话是不是“信达雅”？是的话，你的境界天天都在提高，不是的话，你就没有长进。

信，就是这话讲出来能让人信服，有分量。达，这句话讲出来很通达，有中气，很明理。雅，讲出来的东西不会很粗俗，不会很龌龊，或者不会很猥琐。

这就是为何我们要叫你们进来修学的时候不要轻易讲话。阿玲做得最好，她平心于修学，听打、看书、写日记、干农活，每天如是，进入那种心无旁骛的学习状态，很少讲过一句多余闲聊的话。因为不是真善美慧的话不要轻易讲出口，你时时这样想，就会慎言。人言语一谨慎，智慧就提升。

为什么平时你们修学会遇到很多不顺？你们试试蔡老师常讲的这句话“时时要观心，事事才顺心”，每讲一句话，你就想想这句话有没有意义，能不能利益到他人，能不能助长我们的德行？不能的话，你讲出来的便是废话。

我们接着来看泄泻，是我们今天所讲的这段文的重点。

我们跟大家讲一例李中梓的《医宗必读》，李中梓是状元之才、进士之才，他是古代医林里有很高智慧的人。你看他写的《医宗必读》，提到治泄九法，如果通达这治泄九法，就能成为治泄的专家。

李中梓说，泄泻有人说风，有人说湿，有人说热，有人说寒，又有人说，清气在下，则生飧泻，还有人说脾虚下陷则水土流失。不管怎么说，都不够全面，只是讲到其中一个方面。

那怎样全面呢？李中梓就遍读古医书，并且在临床上试效，最终总结出治泄泻的九种方法，叫治泄九法，就像独孤九剑一样，一共有九招，每一招都可以闻名天下。

如果这九招研究好，可以作为大学毕业论文的主题，而且能写得很精彩，让你的导师都刮目相看。

古籍里处处是宝。我是在东莞一个旧书摊买的这本《医宗必读》，虽然当时看不懂我也买了。我相信古人写医书不是为稿费，如果不是好东西不会流传这么久。买回来我看到治泻九法，就一页纸，能买到学到就是超值。

现在很多人说书越来越贵，其实世界上最有价值的作为就是买书。买书、看书是投资回报率最高的行为。

治泻第一法，一曰淡渗。

什么叫淡渗？淡渗利湿，使湿从小便中祛。就像农民治疗水患一样，农民造田分为上下，上面一垄垄的为田垄，下面的为田沟。所以有高有低，低处是用来排水利水的。尤其是春天，如果不把田地里的沟挖得深一点，你的水一淹，菜就会烂根。

刚进山时，叔公跟我讲，冬天的田地沟可做浅，春夏的田地沟一定要做深，因为秋冬天水比较少，春夏天水多一点。不然排泄不利，田地被淹，菜就白种了。

所以淡渗专门针对下焦腹部有湿气。经典讲“治湿不利其小便，非其治也”。

有一个在县城计划生育处办公的同学，他经常拉稀，有的时候一天拉好几次，他问我要怎么样去调理。我跟他说，你经常喝的茶水很多，在单位里一工作，坐在那里都忘了去上厕所，所以大肠里的水不能偏渗到膀胱排出来，很简单，买点茯苓，淡渗利湿走三焦水最好的药就是茯苓，用茯苓来泡茶或者煮水。

由于他的舌苔偏白，我知道有寒气，所以还叫他加点姜，用这个小招法，他一吃，小便量大，大便就成形，就不拉肚子了，所以这个是利小便而实大便法。

二曰升提。

第二招叫升提法。用什么药去升提呢？用风药。提起来它就干爽。像我们的抹布，你揉成一团，放在桌上，两天它都不干，你一提起来，挂在那竹竿上，下午就干。

所以人体的肚子都是水湿，大便稀烂，一吃完饭，肚子一个隐痛，上厕所，又拉了。

这种病症在城市很多，我碰到一个律师朋友，他就是这样，一天要上厕所三四次，泄泻，搞得他很苦恼，什么消炎药、健脾胃的他都吃了，唯独没有试过用这个风药，后来他就试效了我们老师用的羌活泡水。

羌活是什么药？风药。典型的祛风之药，乃风药之悍将。吃过后你的足太阳膀胱经，乃至额头都会微微出点汗。气机会往上生发。

内经有云“清气在下，则生飧泻”。你的清阳之气郁在肚子它就生泄泻，你把它升到头上来，下面就干爽，大便就成形。

所以李中梓说，碰到这种清阳之气不升，应该鼓舞胃气上升，用羌活、葛根、柴胡、升麻，你一用药，大肠就干爽。这就是所谓的下者举之，下陷的把它抬举起来。

这位律师朋友吃了羌活泡水的汤药，大便就成形。后来用荆防败毒散，一派风药，有荆芥、防风、羌活、独活、柴胡、川芎，就把三四年的拉肚子治好了。

这给我们很大的启示。他说，以前之所以没治好是因为没有遇到明师啊！所以明师是我们学子的眼睛，这些明师是经验，在古籍里都有啊。

这就是李中梓讲的用升提法来治疗泄泻，称为“逆流挽舟”，那泄泻就像那舟一样要冲到下游去，被你用风药往上游一提拔，它就不泻了。

三曰清凉。

这种泄泻我碰到很多，多在春节前后，家里果类、零食、小吃、鱼都有得吃，敞开胃口大吃一顿，结果大拉一通。所以春节前后拉肚子的孩子很多，可以提前准备各类拉肚子或者食积的药。

有一年我们家乡四五个孩子都拉肚子，都是吃了煎炸的东西，然后再喝可乐，拉得很凶。春节期间又要去医院，让人觉得兆头很不好。一年之计在于春，年头就病怏怏，很扫兴。

我们说不用着急，就到山后面拔点凤尾草。一味凤尾草专治热痢，专治肚子有积滞，拉得肛门都灼热，一天四五次。凤尾草一熬汤，喝下去就好，四五个孩子同时好。

没有凤尾草怎么办？马齿苋也有用，所以这种热痢要用“三曰清凉”的方法。

好像炎炎夏日，吃了很多煎炸烧烤的食物，肚子像夏天一样，又有辣椒、辣条子，火辣辣的，拉出来的东西臭秽，肛门很灼热，这时只需要清风送爽法，像凤尾草、马齿苋、白头翁都是清风送爽的药物。

我们再看“四曰疏利”，就是疏通利导。

有些孩子拉肚子是因为吃了不干净的食物，粘在肠胃里，肠胃要自救，这时你别急着把它止住。先观察病人，如果舌根部厚腻，说明肠胃里有积滞，拉肚子就是想通过身体的排便反应把积排出去。

但是如果反复排都排不出去怎么办？我们就要借助药物来通因通用，看到它拉了不去止它，还帮它拉一把。很多医生没有底，不敢用通因通用之法，结果病人明明拉肚子还给他疏利，给他用下法。

这时你要摸到他的脉象，若关尺部搏指有力，说明里面有积，有力无力辨虚实，它有力，说明有实，既然有实，实则泄之。所以用木香、黄连或者大黄，在通的基础上再大通，邪祛则正安。病人吃完药后再去拉一次，肚子拉空了，睡个觉，醒来就好了。

一般患这类拉肚子的孩子不爱吃饭，因为吃了乱七八糟的东西，特别是难消化的、油腻的食物，粘在肠壁上。所以这是食积拉肚子要用通因通用法。

五曰甘缓。

拉肚子是不是很着急？着急的病我们用什么方法？用缓，叫急则缓之。泄痢停不下来很着急，我们只需要用甘缓的药。

我曾拜访过一位草医郎中时，他治疗各种泄痢很有心得，这招是绝活，用其他招法搞不定的时候，你就想到这一招——甘缓治中法。

只用一味山药，不管是熬粥吃，炒着吃，还是煮汤喝，或者在饭里煮，饿了吃山药，渴了吃山药，从早吃到晚。山药就是甘缓的特效药，不吃其他东西，就专吃山药，就能把拉肚子止住。因为山药平和，补肺脾肾又不留邪，还很清淡。

记住，在拉肚子前后就不要吃太多油腥，等排干后，靠山药培土，就像河堤被水冲垮，我们只需要不断地填土，土填得足够多，河堤一修好，水利就会通畅，就不会泛滥。

所以山药乃以土治水，甘缓之代表也。

这位草药郎中用的山药止泻法并不是他首创的，在张锡纯《医学衷中参西录》里就有，所以你读了多古书后发现，很多老先生的经验在古书里早已有了，你觉得很吃惊，那是因为你书读得太少。

上次我一位亲戚的小孩子拉肚子，他很惊慌，打吊瓶也不管用，我告诉他不用慌，山药炒香过后煮粥，因为炒香能健脾，再煮粥就能养胃。

他说不吃其他东西吗？我说，不吃。单山药，你只要能把这山药让孩子他开心地吃下去，它就有用。这叫饮食疗法。

张仲景治疗很多虚劳，后期他也会重用山药，无比山药丸，山药是其他普通药没法比的，因为它补益中焦，色白能补肺，味香能够健脾，而汁液浓稠能够滋肾，肺脾肾三脏并补。

六曰酸收。

那些泄泻很多天的病人，气散开来了，收不住。经典上讲，散者收之，散开来的东西要将它收敛。

邓老有个小方子，在南方很常用，拉肚子了就去找些石榴皮煮水，没有石榴皮，石榴的叶子也行，喝这个就能止泻。这个小方子对于普通的拉肚子很管用，如偶尔吃了不干净的食物拉肚子又止不住的。这叫酸收止泻法。

第七呢？七曰燥脾。

燥脾的代表药就是苍术。无湿不作泄。你没有湿气，你就不会拉肚子。

李中梓太聪明了，他发现下雨过后马车在泥路上走，有些地方坑坑洼洼，很泥泞，那些泥泞的大多是比较低洼的，容易积水，就好像人拉肚子，拉的就是很泥泞的东西，大便不成形。

所以李中梓一看到这种情形，脑子一亮，卑湿之土，白术、苍术能补，白术、苍术就像你往这泥泞的路上铲几铲土，一铲下去把坑一填平，马车过去就不会泥泞了。

这是健脾治泄法，又叫燥脾治泄，让脾脏土干燥以后，大便就不稀了。

我表哥出差的时候就容易肚子痛拉肚子，水土不服，我说你要么买藿香正气，要么买一味苍术来泡水，这是最方便的。一味苍术泡水，肚子的湿气被蒸发掉，土一填平，大便就成形。道路一被干土填平后，马车开过去，车里就不会粘有很多泥泞。

那八呢？八曰温肾。第八招治泄要温肾。

凡持续四五年的泄泻，并不是天天拉，天气一冷，或者偶尔吃了凉果，他就要就跑厕所。百病穷必及肾，各种疾病屡治不效，最后要追到肾去，穷追不舍肯定在肾里出问题。

中医有个治疗五更泄的方子叫四神丸，倘若效果要好，还要加附子理中丸。附子理中丸就是脾肾并治的方子。我读内科学时发现一个特点，所有病的证候分型，最后都有一个脾肾两虚。

因为脾为后天之本，肾为先天之本，所以你要想做一个很轻松的中医，必须学会治脾肾，很多病到后期都是脾肾两虚。通常调脾肾两虚的方子，再配合以养生和养心，这就是治疗思路。

我们也碰到过这种情况。进山的第一年，有一个病人，他每天要拉肚子三四次，他吃饭期间只要着急一下，饭后一定去厕所。

医院说，这是肠易激综合征，或者神经官能症、结肠炎、慢性肠炎，可是名头挂了一大堆，药物下去没效果，花了钱，病更多。

他在外面开超市，他找到山里来的时候说，超市赚再多钱，身体不行，人生都很没意思。我说不用着急，我给你看看，就给他用了附子理中丸加上四神丸，两个合方，十味药左右，还加了一味风药羌活。他吃完后到现在都不怎么拉肚子。

1 个月后他送来五百块钱，他说太感激你了。我们没有收那五百块钱，我说这是举手之劳啊！

为什么我用附子理中丸和四神丸？因为他的脉很沉迟，舌苔伸出来很白腻，而且是久病多年，吃一点凉水都拉肚子，这是阳气不足。

你只要善观察，透过种种症状，找到病因，方子就出来了。辨证论治，考验的就是你的逻辑思维和观察能力。

所以有人问，什么样的人来学中医最好？其实中医没有主人，善观察的人，善用心的人来学最好。

你只要善于用心，在行行业业都能成为主人，你不用心的话，有再好的资质都没用，天天坐在仲景、孙思邈的身边也学不到东西。

好，治泄九法中的第九法，九曰固摄。

固摄是什么？就是滑者涩之，让它收涩，这个和酸收有所不同，固摄的力量更强大。

最严重的泄泻拉到要脱肛，这时怎么办呢？

我碰到过 1 例，他说拉完过后要洗干净手，把肛门送回去，听起来是不是觉得生病太痛苦了？

我看他平时还很喜欢喝凉茶。我说赶紧戒掉凉茶，你拉肚子已经拉到脱肛了，不要说凉茶，连水果都不要吃了。他说，对对对，水果一吃就拉。我说，明明吃了还拉，还要吃。

有些人道理明了，但是行动上还是做不到。所以还要反复地听经闻法，反复地跟这些善知识交流共修，你才能成就。

我给他开了补中益气汤，加了罂粟壳，就是罂粟的米壳，一般药店还抓不到。收敛止泻，气一提，肛门一收，滑者摄之，脱肛就消失了，泄泻也好了。这些治泄的大法其实都超不出古人，因为古人已经达到天人合一了。

好，这是治泄九法。其实仔细去想，它并不局限于治疗泄泻。比如用固摄法能够治疗脱肛，也能治疗子宫脱垂、胃下垂。用燥脾法治疗泄泻，还能治疗腰痛、腿沉吗。

古人讲，一经通，一切经通。以前我不理解这句话，我说哪有可能一本书读通了，其他书没读过就通。难怪曾公说，一本书他没彻底读透，他不读第二本，方读此，勿慕彼，此未终，彼勿起。

大厨三年把《了凡四训》拿下来都不迟，将来第四年要比别人快，就像伏羲班的一个学员前三年经典打得好，第四年他可以花一个学期把前面三年所有的教材课本学好，考的分还比普通学校考的高。

根基教育很重要，所以我建议每个医子都要有自己的一本经典，本命法宝，可以是《心相篇》，可以用《了凡四训》，还可以用《素书》。

提到这点，我们接下来要做《素书》的早课，这本书谈到的全部是治国之法，看了之后你可能成为一位具有高远界的人。这是当时黄石公传给张良的，张良只用半部《素书》不到就帮刘邦打下天下。

好，我们接着看下一句“霍乱，脾寒伤食所致”。

你看得霍乱的人都是本身脾胃不好又乱吃东西，“痞满，脾倦积湿而成”。肚子满，经常吃不下东西，还吃冷饮、凉果，现在病人生病不可怕，可怕的是无知。

“呃逆者，胃气之不顺。咳嗽者，肺气之不清”。

一个人呃逆了，胃气不顺也要分寒热，如果是呃逆后，呃出来的气，你用手放到他的嘴边，很热很臭，这叫热呃，热呃用橘皮竹茹汤，其实橘皮、竹茹两味药都管用，你再加人参、甘草、生姜、大枣，更能够补助中焦，因为呕吐一次很伤中气。

而寒呃呃逆的时候，胃部很冷，舌苔白，你要用丁香柿蒂汤，丁香、柿蒂、人参、生姜，伤寒畏冷，服之安康。

“咳嗽者，肺气之不清”。

肺气不清爽就会咳嗽，所以咳嗽的病里，我们常会加入枳壳、桔梗这组对药，一升一降，旋转肺中大气。大气一转，其病乃散。

当然一个咳嗽不止这样，如果按内科学来说，它和五脏六腑都相关，如果展开来讲，半天都讲不完。

我们再看“嗳气皆由于痰火，咽酸尽为乎食停”。

平时老容易嗳气的人是由于痰火太重，为什么痰火太重？饮食不节，鱼生痰，肉生火。所以这些嗳气的人常吃饭都没有节制，所以一招就解决了嗳气——七分饱。

有位老寿星说，我没有什么延年益寿法，我就是好吃不贪吃。

“咽酸尽为乎食停”。

咽中反酸大多是胃肠里有停食，把停食一消化掉，酸水就下去了。

好，我们今天分享到这里，感恩大家！

（陈卓玲　听打整理）

中满臌胀者，脾虚不运。噎膈翻胃者，气食相凝。喘急有虚有实。痉症有阴有阳。五积六聚，总是气凝其痰血。五劳六极，皆是火烁乎天真。

第6课

好，刚才大家读得够洪亮。

读经典，一要洪亮，二要吐字清晰，三要语言和缓从容。这三条做得好，你读一遍就很深刻。

我们今天接着看《病因赋》第6课。这段话非常精彩，基本上每节课我们都有一段非常精彩的论述，因为每段话展开来都有无穷的奥义。

比如这句“中满臌胀者，脾虚不运”。

以前的臌胀相当于我们现在的肝硬化腹水，肚子鼓鼓的。古人认为，臌胀分为四种情况，一种是气臌，一种是血臌，一种是食臌，一种是水臌。

不管是哪种臌都和脾虚不能运化水谷分不开关系，所以治疗中满臌胀必须要治脾，而治脾圣药是苍术、白术。所以治疗臌胀，身体胀满，通常会用到这两味药。

臌胀的病人我们碰得比较少。但是这句话如果用于减肥，消除腹部脂肪，赘肉，很有启发。

在镇上有位老干部，他退休后就一直发胖，本来一百四十多，突然间飙到一百七十多，他说我没有暴饮暴食，乱吃乱喝，怎么身体还在发胖？我们跟他说，现在很多人吃少量的肉都容易虚胖，为什么？因为现在很多肉制品放了长肉素。

当时我有一个同学笑说，不是养鸡场的人催大了鸡，而是鸡催大了人。孩子吃肉制品偏多的话，身体就很容易虚胖。

这位退休老干部来的时候说他血糖高，血脂高，还经常头晕短气，两步路都不想走，心脏负荷不了，也就是说，他身体超重了。

我们看，已经到报废期的拖拉机，如果还超载，不要说爬坡爬不上去，连平地都冒乌烟，走不动，所以这时最好的办法是减负，不要超载，只载一小半。

所以治疗肥人的心脏病、气喘，要先给他减肥，等肚子周围的油消磨得越来越少时，他的心脏就越来越好。这也是一位老师说的，早期的心脏病要治胃，晚期的胃病要治心。

为什么说早期的心脏病要治胃？胃它不单只是脾胃的胃，这个胃它是中焦土，整个大腹都属于脾胃所管。你想一下，一个人暴饮暴食后，肚子臌胀，那心脏是不是很累啊？

所以大鹏、小鹏你们进山来，为什么我前面两个月都让你们减肥，读经典，干体力活，跑山，因为只有把你身体的赘肉燃烧干净后，你的心才会舒坦。舒坦过后，脑窍就会灵光。

不然，赘肉附在身上就像厨房的电灯泡，被那些油烟糊住后，光透不出来，你学什么东西脑子都不够灵光，所以这些痰湿、肥肉、赘肉乃是智慧的巨大障碍。

我们中医要让一个人聪明很简单，瘦人给他健脾，肥人给他祛痰湿。

在镇上小学有个孩子也是短粗胖，才十二三岁，就一百二十三斤。他父母反映，老是咳嗽，一上课就睡觉，而且一睡下去还打呼噜。

为什么呢？心脏的能量已经没力供到他大脑了，都在赘肉里消耗掉。他来的时候，我给他用了平胃散。平胃平胃，把胃里多余的脂肪、水液削平，平胃散加山楂、神曲有很好的减肥效果，叫楂曲平胃散。

吃了半个多月，减掉七八斤，当然前提是不吃零食。我说，吃零食，你就别吃药了，反正都没有效果。他回去后，就减掉七八斤，还没配合大量运动，上课昏沉的症状就消尽。如果他有再加强运动，那不是减七八斤，可以减一二十斤。

至于这位老干部退休后没事干，就发福了。发福是由于心脏力量不够，那些痰湿、水湿排不出体外去。

我们看古代的那些道人或者长寿者他们有一个特点，百分之九十以上都是清瘦的，肥胖很少能活过九十岁，他心脏承受不了。

这位老干部来的时候气喘，心慌，腿脚沉，肚子大，头晕。我们把它当作"中满臌胀"来治。

浑身都有病怎么办？既有头部的问题，也有腿部的问题，腰也不舒服，心脏也不舒服。《黄帝内经》上讲，上下有病，当治其中！当一个病人来跟你反映一大堆症状，你要抓住那个核心，叫抓主症，就像擒贼擒王，射人射马。

所以，我们就把它看成脾虚不运，用分消汤。分消汤可以上中下把那些痰浊，水湿，瘀血分消出体外。

在上的用宣散的生姜，所以上次鹏昱讲到，他有一个同学身体也很肥赘，痰湿重，想要减肥，喝大量的浓姜汤，加上拍打运动，那些赘肉就消下去。因为生姜辛走肺，肺气一开宣，周围水气就从小便排出来，所以你看到病人舌苔水滑，就叫他喝浓姜汤。

他服药后觉得尿比平常多了一倍，那就是身体的停水、茶饮、凉饮通通从小便逼出体外，因为生姜入足太阳膀胱经。足太阳膀胱经有两大功能，一个是发汗，一个是利小便。生姜一开肺，毛孔一发汗，小便就出来了。

第一组生姜是宣上焦之气，第二组宽中焦之气，叫宽中，用了木香、砂仁、苍术、白术、枳壳、厚朴、陈皮、香附。

大家看这八味药，有一个共同特点，都有行气的作用。脾虚则不肯动，我们要用一些健脾行气的药，让脾动起来，脾一动，赘肉就留不住了。脾不肯动，脾呆滞，赘肉就留在那里。

这是宽中，让腰腹周围那些肉宽开来，宽开来后，你还要给邪一个出路。古人讲，治病有一个捷径，走利小便的捷径，通过利小便可以解决很多问题。

对于肥人来说，肥人不治湿，非其治也，治湿不利其小便非其治也。所以用泽泻。这味药很厉害。为什么叫泽泻？在《神农本草经》上讲，人服用过后，如行水泽之上，就好像说吃完过后，你有勇气在那水库之上漂走。

当然这是一种感觉，就是吃完你会轻身，身体变轻松，所以六味地黄丸用泽泻、茯苓，猪苓，还有灯心草，这些都是带有利水除湿效果的汤药。

上焦一个宣字，中焦一个宽字，下焦一个利字。他吃了这个药十来天过后，从他家里走路到我家里来感谢说，以前我三步路不想走，现在吃完这个药后身体排了大量的尿水，腿很轻松，看到路想走，走了会欢喜。

他走了 3 公里左右，都觉得不可思议，1 公里都不可能走下来。所以人不是不喜欢运动，而是他身体赘肉多，心脏力量不够的时候没办法走。一旦赘肉一消，心脏动力恢复，谁都想动，都不想待在那里。所以这就是一个脾虚不运导致的肥胖、腿软、心慌、脚肿、腰痛，通过一个分消汤，把这些杂症一网打尽。

我们看，古人讲，腰以上肿者宜发汗，腰以下肿者宜利小便或利尿。而我们这个分消汤既有发汗，也利小便，还运化中焦，所以这个汤方你用好了，不止是减肥这么简单。对于肠道里的包块、积聚，身体里顽固的瘤结，它都能够分消开来，该从上面跑的从上面跑，中焦消化的中焦消化，下面利出来的下面利出来，这就是分消汤的理法。

其实减肥还有一招很重要，减肥要管住嘴，迈开腿，但是嘴巴和腿都是由念头所管。减肥如果不减念头是行不通，尤其是贪念，好吃的念头。所以鹏昱你能够减下来的一个原因就是嘴控制得比在外面好。

那么如何断这个念头？我们有一个断念五斩。

第一斩要早，不能等到已经吃了再来断。昨天叔婆、春姨他们拿了一些蒸得热腾腾的红薯给我们吃。我们说，我们一天只吃三餐，如果吃了零食，晚上肯定是吃得没那么好。

所以在念头源头处控制，不要嘴巴一吃起来，再想要断，那已经晚了，所以断念要趁早。

第二斩要快，慢了不行。如果你还跟它纠缠，说吃一点还是不吃一点，在那里纠缠，当断不断，反受其乱。所以第二斩就是要快。

第三斩要狠，心狠手辣。余老师常说，一个医生尤其是针灸医生，一要有菩萨的心，二要有屠夫的手，不然看到那个针你都不敢扎不敢下。

断自己的念头也是，你光有菩萨心不行，你还要有屠夫的手，所以庙宇里既要有佛菩萨坐镇，也要有四大天王横眉怒目。

做人就修这两条，在庙宇里修学，他修的就是“文治武功”四个字。文治就是要慈悲。“何知端揆首府？常怀济物之心”这是慈悲。“何知拜将封侯？独挟盖世之气”。那大家明白了在这个庙宇里，谁常怀济物之心？佛菩萨，所以笑脸迎人。那谁独挟盖世之气？护法天神，韦驮菩萨，四大天王。

所以弄明白这个道理，你就知道古代的狄仁杰、包拯、海瑞他们都曾在庙宇里修学，跟这些大德师父交往甚深，他们都得到这股传承。之所以庙宇的教学能够延续两千多年，就在于这里饱含文治武功。

第四斩要准。你不能拿刀来砍别人，要砍自己的恶念、恶习。别人的过失我们看不见，若是真修道，不见世间过。管好自己就等于管好了天下，所以要对治好自己。

怎么学圣贤？第一招，以师志为己志，要以师父的志向为自己的志向。第二招，慕贤当慕其心。要看圣贤的存心。第三招，拿经句来对治自己，要瞄准这一点。

断念第五斩要彻，彻底的彻。这第五斩很重要，你斩得不彻底就像斩草没有除根，随后它又生。

我在余老师那学习的两年期间非时不食，我当时发现，余老师那里太多零食，因为很多病人送零食，药房里经常有存粮，学生常拿到宿舍里，随处都能看到零食。为了让我的诺言兑现，特地在饭厅里贴了这句座右铭：食不言乃养心方，七分饱胜调脾剂，横批：非时不食。

你若吃了零食再去写作，那个血液就不够清澈，它就写不出那种高质量的文章。所以我才知道，贪嘴不但令自己肥臃，还令自己智慧退化，你可以试一段时间清斋淡饭，一日三餐，不饱撑，你在这种状态下写出来的文章，记出来的日记都会比以前更好，而且烦恼更少。若你真想减肥，开发智力，你一天就吃三餐，零食免谈。

这是断念五斩：早、快、狠、准、彻。用好过后，你可以通行世间任何学问。

好，我们再看下一句“噎膈翻胃者，气食相凝”。

一个人七情内伤，或者饮食不节过后，他会有一些痰浊留在咽喉和胃，严重者便是食管癌、胃癌。所以噎膈相当于现在的食管癌一样，翻胃指胃癌。

这个是什么原因？原来这就是起源于小小的气食相凝。什么叫气食相凝？就是一边生气一边吃饭，或者平时老是动气，而进食又没有节律，好吃的时候就拼命吃，不好吃就一点不吃。看到这样的人你就可以断他有患胃癌、食管癌的潜质和征兆，因为他气食相凝。

我们碰到一位高村的老阿婆，她来了就喘气胸闷，说老毛病又犯了，我问，什么老毛病？她说，又吃了压气饭。

我一听就明白了，这是农村的俗语，而且一下子切中病机。她说看不惯儿媳妇的一些作为。这是老一辈很勤，看到后一辈懒的话就看不顺。看不顺、看不惯别人是自己修养不够。我跟她讲，老年人不聋不哑不作家翁，不作老人，要学会眼不见，心不烦。

我给她用了半夏厚朴汤配合逍遥散，这是治疗气食相凝很好的一组合方，合方治疑难。半夏厚朴汤能够治疗食痰阻于咽喉，逍遥散能治疗怒气绑结在胸肋，两个一结合，痰食治了，肝郁也消了。

所以这个合方你如果用得好，治疗压气饭是没问题的。吃了一剂药就松了，还有两剂药留到以后再吃，一剂药就够了，这个一剂药下去，病人就有明显的排气增加，只要是他胸肋胀满硬结的，气食相凝，分解很快。

当然像噎膈翻胃如果已经到癌变的情况就没那么好对付。在它的前期还处于功能型障碍的时候，你用药效果会很好。

我们再看下一句“喘急有虚有实，痉症有阴有阳”。

人喘气你得分他的虚实，一般暴病多实，而久病多虚。

京城四大名医之一的施今墨老先生有一次他到四川去游访，他去登山的时候发现有一个挑山夫，腿脚气力很足，精神焕发，不禁问他，怎么把身体养得这么好？这位挑山夫说他以前是一个病残身弱的人。老先生听了很惊讶，怎么病残身弱，变为现在强悍无比？

挑山夫说，我以前劳累过度，导致喘气，不要说担人上山去，就算空身也上不了山，没走几步路心就慌，气就喘。常年如此，既不能够赚钱养家糊口，还要连累家人，很伤心。

后来碰到一位道人，告诉他一个医方，用蛤蚧和人参打成粉，每天服用一小调羹，再去走动。慢慢地服用一段时间，气力一天一天地长，虚喘的症状一天一天地消。

然后他再去重操旧业，去负重，挑山，身体越来越好。所以他这个身体一半得益于人参、蛤蚧。另一半得益于负重穿越，所以要你们的身体好，光吃补药是行不通的。

施老先生听后，把这个经验记在他的笔记本。所以你们如果会观察，随时都可以听到看到一些小招法，包括我在这山里已经得到很多小招法。

因为每一个村民都是一本书。他几十年过来，不可能不碰到问题障碍，即使他没碰到，他在茶余饭后也听到。所以跟医学有关的，你一问他，他都会坦诚相告，毫无保留就跟你讲出来了。

这就是真正的儒医，连老百姓、走街串巷的人你都尊敬他，向他讨教，这叫不贵儒医，下问铃医。儒医都具备这个精神特点。你不要以为自己读了大学就高高在上，人尊贵与否与他学历和背景没关系，与他的态度关系很大。富在知足，贵在谦下。一个人富裕是因为他知足，一个人很尊贵是因为他懂得谦下，尊重别人。

好，我们再看这句话，“五积六聚总是气凝其痰血，五劳六极皆是火烁乎天真”。

各种积聚的一个原因就是气凝其痰血，气和痰血阻在一起。

上次创涛那边有位病人月经不调，时常短少，甚至两三个月都不来，三个月不来就叫闭经。为什么关闭呢？里面有积聚堵住。

创涛问，这个要用什么方子？我说，病人脉带弦，还有点细，细乃血少，弦为气郁，平时痰又多。有气郁，有血少，还有痰多，这就是气凝其痰血。

妇人往往有一个特点就是郁闷和生气多，所以要治其气。而且现在人有个特点，什么东西都有得吃，水果、鸡蛋、牛奶、海鲜、鱼翅、肉制品，只要看到好吃的就往嘴里塞，只要嘴关守不严的人，他的病就会源源不绝。一般痰多是饮食过度的产物、后遗症。

我说就给她开一个小二四汤。

小二四汤你们有没有听过？这个太经典了，你如果掌握好，你在调理妇科疾病甚至其他很多疾病，都会有很好的思路。

小是小柴胡，二是二陈，四是四物。小柴胡调气，二陈汤调痰，四物汤调血。所以小二四汤专治“气凝其痰血”。一个人生气后，又乱吃乱喝，而且还不爱运动，血脉不通，这三个恶习都通杀了。

这个汤方是不是很普通，很普及？现在有哪个人不着急生气？有哪个人没有饮食过度？有哪个人不是懒惰，不爱运动的？

所以这个汤方你灵活用好，甚至可以出一本书。就用这个汤方加减变化，能从头到脚的疾病。有一个人很厉害，他出了一本书，而且治了几十年的病就用一个方子。这本书叫《十年一剑——全息汤》，你们一定要去买这本书，看看人家是怎么加减变化的。

当然这不是说没有中医的辨证论治，他会有一些加减变化，还会配合养生，这也是中医的辨证。你不要只在药方里看到辨证，还要在他言行、生活起居方面辨证，你的药方就如有神助。

她吃了这个汤方三剂，月经就来了。从此以后月经量少以及时时有闭经的现象就消失了。创涛说这个方子这么神啊！以后他的亲朋好友需要调经的都找他，他就用这个方子，所以这个小二四汤不得了。

我们看出五积六聚，你五脏有积滞，六腑有堵塞，总是气凝其痰血，你说能超得过气郁、痰阻和血聚吗？超不过，只是有所侧重。

你看病人唇紫暗，就在这基础上多加点丹参、三棱、莪术，严重的加点延胡索、苏木，血竭，再厉害的适当用点虫类药，那不就行了？

你又看病人身体很肥胖，来这里看病就吐了两口痰。可以加入化痰的天南星，因为二陈汤里有半夏、天南星、白芥子，皮里膜外之痰，皂角刺能够开破，全瓜蒌能够洗涤脏腑的痰浊，一味一味药地去变化。

如果病人气滞加重的，脉很弦硬，来的时候就横眉怒目的，便加点香附、玫瑰花、枳壳、桔梗，气机就松，因气、痰、血有所侧重而去加减变化药材。

这个汤方很活，就像咏春拳一样，活到你用什么招打过来，他都是一个守中，就那咏春八手，八招都可以招架一万种攻击，就像太极划一个圆圈可以挡住各种攻击。

我们再和大家分享一个例子。你别小看这个小二四汤，以为它只够治疗普通的调经或者积聚，连一些肌瘤、癌症、包块它都有减轻和消解的效果。因为人身体有一些包块积聚是被痰浊、瘀血捆绑了，包块割开来就是黏黏的痰，还有堵塞的瘀血和凝结的气机。

我们看《黄帝内经》怎么论积聚的。《黄帝内经》有一句话叫“肠外有寒”，就说肠子周围受了寒气，汁沫与血相抟，汁沫就是人体的津液，和红色的血相互打架，包裹在一起，像快递打包一样，打成一个包，相抟。则并和凝聚不得散，它们合并在一起，散不了。散不了的结果则积成矣，这些包块、肿瘤、积液就形成了。

所以《黄帝内经》这篇为《百病始生篇》。它告诉我们治积的大法。

第一，要把肠外的寒散掉。第二，要把身体里的津液流通开来。第三，要把瘀滞的血液活化。所以治瘤结就三个思路。

有一位老师得了子宫肌瘤，有将近鸡蛋黄那么大，她犹豫要不要去做手术，我说你先吃一两个月药再说吧，如果不行，你再去。

我们看她舌底静脉曲张，有瘀血，嘴唇偏暗，而且平时容易怕冷，叫她绝对不要再吃凉的东西，越冻就越大，越晒就越化。凡是身体的积块你去冰冻它，它会越来越大，像滚雪球那样，一旦太阳一出，身体有阳气后，它就会变小。

妇人腹中有癥瘕包块用什么汤？《伤寒论》上张仲景讲，桂枝茯苓丸主之。你看，这个汤方只有五味药，它把三大法都囊括进去。桂枝散散寒，所以肠胃包裹的那些寒气被散掉，就被解放开来了。茯苓流通的是津液，它能够通利三焦，淡渗利湿，津液对流。桃仁、赤芍、牡丹皮活血，所以血液灵活而津液流通，寒气又外散，那包块就解放了。

所以这个汤方就是解放肚腹周围包块的汤方，所以让包块解放可用桂枝茯苓丸。

用这个汤方还加了一些小茴香、蒲黄、五灵脂这些能够活血，让包块走的药物。吃了一个多月再去检查的时候发现包块、肌瘤块还没有小指甲片那么大。她说这个已经不碍事了。

张仲景《伤寒论》两千多年留的汤方治疗现代人的疾病还是那么有效，所以叫经方，经久不衰之方，能够经得起实践反复考验之方。

我们看这个案例就知道，积聚的形成有三大原因，第一是寒邪，第二是痰饮，第三是瘀血。

对于寒邪，我们要多晒太阳，不吃生冷的东西。对于痰饮，我们要七分饱，而且要少荤多素。对于瘀血，我们要多运动，所以掌握这三种病理产物，养生之法、方药都有了，所以治病不难啊！

好，我们今天分享到这里，感恩大家！

（陈卓玲　听打整理）

吐血出于胃腑，衄血本乎肺经，痰涎血属于脾脏，咯唾血属于肾精，牙宣者阳明之热极，舌衄者少阴之火生。

第7课

大家读得很洪亮，我发现炉龙庵庙宇里的钟都有回响。一个人声音洪亮代表着正气足，有浩然正气，做什么事都容易成功。气不足者，容易虎头蛇尾。

所以我发现以前古人很厉害，观你那股气就能断你的命和运。

曾公讲，最上等的看人法就是观气。气是无形，如何望？《西游记》上面有句话，善人一出现就有祥云拱照，而恶人一出现黑气冲天。善人一讲话，声音非常洪亮，恶人一讲话，声音非常粗鄙，像瓦裂。所以如果你用这个来要求自己读经典，就是把自己修成善人。

今天我们讲第 7 课。

吐血出于胃腑的“胃”开窍于哪里？口，脾胃都是开窍于口。

所以如果呕吐物里有一些血，说明胃出了问题。如果咳血，首当其冲的是肺，但是吐血一定是胃。

吐血的病人，我们遇见的比较少，但是也有。在大学的时候，有同学过生日或同学聚会，有些同学会拼命地灌啤酒，暴饮暴食，胃容物太满受不了，呕吐像箭一样喷射出来，严重了呕吐物就带有血。

同学们这时都吓坏了，但是我们学过医知道，普通的情况没什么大碍，但是要注意以后不要暴饮暴食。然后叫他们买点三七粉或者云南白药，服用下去，直接就能够止血。

所以我们中国人一般出门在外会带三种药。第一种“藿香正气”不管丸还是胶囊，因为你只要水土不服，旅游周车劳顿，晕车、消化道疾病，或者吃的东西不对胃口，就用藿香正气。

第二种药小柴胡，为什么呢？因为藿香正气治的是湿，小柴胡治的是气，总有一个气机不顺、烦躁口苦咽干，或者偶感风寒。

第三种就是云南白药，里面含有三七，这个药针对的是血。所以又是一个气、痰湿和血，在外面难免磕磕碰碰，跌打损伤，我们只需要掌握柴胡法、云南白药法和藿香正气法，三法而同治肠胃的疾病。这是吐血出于胃腑。

云南白药也好，三七粉也好，也有非常重要的使用。他可以防止这个意外的伤害或者大内伤。有些医生很聪明，他每年会定期服用一些三七粉，为什么呢？让血脉流通，一是偶尔出现意外伤，他修复能力会很强。

有些司机问我们，什么是最好的保健？我们就跟他讲，开车一段时间后就觉得精气神不够，疲劳的时候也要小心，因为小心就是最好的保健。二吃点三七粉，小剂量活血为补，大剂量活血为泄，用小剂量的活血为补，吃完过后如果真的出现震荡伤之类，能把伤势降到最低，而且恢复快。这不是我独创的，古人就用这个方法。

古代那些不可饶恕的罪犯，他们被关在监狱里严刑拷打，招供以后要受严重的杖刑，一般犯人五十杖一百杖，别看打屁股，会把人打死。

因为招招往一个地方打，诸痛痒疮皆属于心，打屁股就等于打心脏。因为心的肌肉与血脉相连，而且淤血流到心脏里，心脏就会受不了，叫淤血攻心则死。

这时罪犯的家属就会在施行杖刑之前，买通狱卒，给犯人送上一壶三七酒，喝下去气血能够活跃，被打伤后，淤血到不了心脏，会被三七酒化到四肢中去。能够护到脏腑，不会打到半途胸闷滞塞而死亡。从这个效果来看，我们就是知道原来三七是在受到很大的创伤时救人一命。

很多家族之所以兴旺不已，是因为暗中有中医在保驾护航，家族中一定有几个人真通医术，能保住他们的生命。然后还有有几个深通传统文化，保护他们家族的慧命，生命和慧命两个都保护好，这个家族一定是代代都出人才俊才。

这个就是三七酒的作用。当时我想到，对于杖刑被打得遍体鳞伤呕血有效，吃酒后吐血一定管用，而且云南白药粉比单独用三七还要好。

你只要停止暴饮暴食，马上就没事，买来一瓶都不用吃完。所以吐血出于胃也。吐血虽然出于胃，但是气出来，像诸葛亮三气周瑜，这个历史典故在我们时代时常上演，现在家里的老人被孩子气得怒则气上，肝木克土，气吐血的都有。

碰到三气周瑜这个时候应该怎么办，三七要加青黛，青黛这味药是凉肝止血的特效药，所以说吐血用三七，如果怒伤加青黛。

还有一种吐血不是因为暴饮暴食，是跟别人打架被打得吐血，这个时候单三七也管用，如果加桃仁、红花，效果更好，因为桃仁、红花是跌打的一组对药，是跌打黄金搭档。

凡仁皆润，桃仁能把淤血从大便中润走。桃仁这味药很奇妙，它活血化瘀又润通大便，也就是说有一种普通人很难理解的功用，能把血管中的淤血移到大肠中去，排出体外，这也是桃仁能养颜美容，祛斑又通大便的原因所在。

你需要提前告诉病人，吃了药后排出的大便可能会是黑色，果然一排出来是黑色的，脸上就变得干净，排出一分黑，脸上就多一分透亮。

红花，尤其是藏红花，是所有治跌打伤的药酒中都会用到的，因为红花泡药酒乃是绝配。仁就往下润，花就往上开，一降一升，所以桃仁、红花是治疗淤血的妙对。

桃红再加三七，如果再搭配四物汤，跌打损伤至呕血，吃下去马上就修复。如果伤口比较大，呕吐的血比较多，要加白及，莲藕捣烂取汁能凉血止血。

余师考我们，哪味药治疗吐血不止最好的，当时想了很久，想不出来。后来老师公布答案，炒黑的大黄，炒炭能止血，大黄本来就能凉血止血，炒黑的大黄，加小孩子的尿——童便。

有人说三七好贵啊，我买不起，不用怕，大黄的效果不亚于三七，就买这个，至贱者无敌，至常者神奇。大黄炒黑之后熬水喝，兑一点小孩子的尿，即使是被打得呕血不止，这个药喝下去，血止了还强壮身体。

以前在农村里，没有什么特效止血药，跌打损伤后，就用小孩子的尿治疗，因为小孩子的尿又叫轮回酒，能从头走到膀胱排出去，立刻把淤血送到膀胱，不会往上逆。

如果吐血过多后，脸色很苍白，这时你就别急着给他止血了，很难止得住，要给他益气，用独参汤。特别是脉又很微很细，叫有形之血不能速生，无形之气应当急固。气能摄血，气一足出血就会减轻。

我们再看，衄血本乎肺经，衄血是流鼻血。

好多人小时候都经历过流鼻血，这时家里有好多招法对治流鼻血。余老师碰到这些小孩子因为吃了热气上火或者辛辣的食物，或者运动量过大，鼻子就容易出血，因为肺为娇脏。老师说简单，取一些竹茹和白茅根，直接降肺气，肺降则血下行。血随气逆，气降则血平。竹茹二三十克，白茅根二三十克煎点水来喝，血往下行。

当然如果在家里，农村有个土办法，找几个藕节，最好是新鲜的，把它捣烂。还有荷叶蒂，也找五七个捣烂，放在一起，就能治鼻出血。甚至单纯藕节都管用，捣烂了煮水，加一点点盐，盐能够降肾水，喝完血就收住了。

不花钱或花少量钱就把病治好了，中医就有这种智慧和这种方便。

我们客家人有一种治疗小孩流鼻血最特效的方法。我小时候也流过，吃这个特效药三天就好了。即使经常流鼻血的孩子，吃了这个药一般也不超过三天，从此以后十几年都不流鼻血。这个是凤阳方，也是当时草医郎中路过客家地带，传授给客家人的。

用龙眼树的根和咸的猪肉煲水喝。把猪肉用盐腌过三天，然后再拿出来和龙眼树根一起煮水喝，多一点少一点都没关系。

我当时想不清楚这个医理，还有待你们挖掘。本身猪就是水之畜，是走水的，再加上他用了盐腌，盐走肾，又用了龙眼的树根，龙眼本身有补血的功效，其根部也往下走。所以句句都是指向把肺部的血往下走，而不是往上冒。

所以这个方子，在我们客家地带，受其益的不下千百万人，这个方子基本上达到家喻户晓的地步，一个好方子是可以帮助很多人的。

我们再看，痰涎血属于脾脏。就是说咳出来的痰带点血丝的，大多数属于脾，因为脾为生痰之源，你生出来的痰，夹杂着血，脾不统血。

我碰到一位贫血的老师，脸色黄，而且还经常咳痰带血，晚上睡不着觉，还心慌心悸，她说月经一来止不住。一个人若虚了，上面也出血下面也出血，止不住。

我给她用了归脾汤加白芍，咳痰不带血，连崩漏的次数也减少。归脾汤加白芍，对于治疗心脾两虚、脾不统血是非常有效的，不管是鼻子出血，崩漏，还是咳痰带血，都管用。

当然这是虚证，如果是实证，属于血热妄行，血色鲜红，咳出来的痰也是带黄的，一派热象，特别是出血是暴发似的。暴病多属实，暴病多属热，久病多属虚多属寒。

你需要问病人得病的时间，昨天刚得和已经得了3个月，病性是不一样啊。得了3个月就要考虑病人的脉象是不是偏虚，要用补法，这样用下去八九不离十。

问病的时候询问病程的长短，心中就有个数。再一脉切上去，与脉相合，用药就能准确无误。

有位病人是老师，发病比较急，考试期间连续批改作业，家里又有一些事情不得已熬夜，熬夜以后，浑身不舒服，头晕，咳痰带血。

这个时候不能当作虚证治，要用犀角地黄汤。犀角用水牛角代替，专门治热盛血液妄行的，还要加一点白芍，白芍酸凉止血很好用。

吃过药后，痰中带血的症状就消失了，当时他咳痰带血的时候很害怕，还以为是绝症、恶症，要知道，一个人休息好了血液归藏就会没事。

所以长期熬夜后血热妄行出现的出血，只要清心凉血，让病人睡个好觉，血液就回归了。

咯唾血属于肾精。

咯唾血是指唾沫中就带血，因为唾属于肾，鲜血随唾沫而出，尤其是病人常很恐惧，战战兢兢。

病人来时的神气是给我们的第一印象，神气很怒和很害怕胆小的病人不一样。胆小人得病一般要治肾，暴躁人得病一般要治其肝。

所以中医不是在治病，而是在治人。知道他是什么人比知道他什么病更重要。

看到恐惧的人，唾液里都带血，犀角地黄汤加熟地黄、玄参、知母、黄柏，把他的肾保住。

牙宣者阳明之热极。牙宣是什么，牙齿缝里出血。中医学认为这个阳明经入牙龈肉，所以牙龈肿要退阳明火。

我们有个最简单的治疗牙龈肿痛甚至带血的特效方，就是用酸梅，放一些盐下去腌，腌制过后放他三年五年都没事。等你牙龈肿了，痛得不得了，就取点酸梅放到肿胀处，第二天睡醒以后肿胀就瘪了。酸梅能够清凉，还能生津、酸收，一味药三种功能。

所以又是局部直接给药，一个晚上作用在用药部位，药力持续不退。如果没有酸梅，用杨桃，特别是酸杨桃也可以。

这都是用带有清凉、酸收的药物来治疗阳明热盛的牙出血。如果没有这些东西，怎么办呢？也有办法，这个方子我就试效过，病人口臭，牙齿出血，口臭是因为一肚子脏东西，牙齿出血，说明这些脏东西都化热了，逼得血液妄行。火迫血行，火曰炎上，炎上的时候实在是太厉害了，它冲破毛细血管，血液就溢出牙齿来。这个小孩子十二岁，天天吃煎炸食品，早餐如果不是油条他都不吃。吃的口中泛臭，牙齿出血，还专爱吃那些爽脆的。

我们给他开的黄芩、连翘、栀子、薄荷、甘草，这就是《医学传心录》上的一个小方子。我们把它叫作清热凉血五虎将。每一个只需要用到 5 克，这个小孩子不管是牙齿出血，口鼻出血，胃出血，只要是属于火气妄行，一剂下去血就止了，第二剂下去口臭就消了，第三剂下去，小便很清澈。

这个方子是经得起时间考验的。因为它有黄芩降肺火，连翘降心火，栀子降三焦火，薄荷凉血利尿，使血热从膀胱而解。

我们再看，舌衄者少阴之火生。

什么叫舌衄？舌头都出血，名曰舌衄。

这种病我们碰到的比较少，只听过人吃饭吃的太急，或者嚼甘蔗，嚼的舌头起血泡，用针挑掉就没事了。但是有些人很奇怪，他吃饭三天两天就会咬到舌头，起血泡，就用牙签挑掉。这类人十有八九就是急性子，这种心急的人舌头是偏长的。

心为舌之主，舌头乃心之苗窍，心开窍于舌。碰到这种情况，我有办法让你以后，由三五天就咬个血疱，变成三十天或者一两个月。

用什么办法？就是用缓急的办法。肝苦急，急食甘以缓之。

所以芍药、甘草肯定要用。诸痛痒疮皆属于心，所以黄连、石菖蒲要有。这四味药抓 8~10 克，病人吃了以后就没那么着急了，而且这四味药对于口腔溃疡也很有效，因为口腔溃疡和舌头上会冒疮口出血一样。

这个小方子很有用，我记得是傅青主先生的一个方，黄连菖蒲饮，我们加入芍药、甘草，取他缓急止痛之效。

还有一种说法，一个人舌头太长、时常出口怎么办？中医说用冰片服之，有奇效。还有一种说法是，用槐花炒成粉末来治疗舌出血，直接外治，因为槐花能凉血止血。

炒成粉末以后，家里只需备一个小药瓶装槐花粉，病人有舌头出血的，拿回去擦，肯定是一擦下去就见效。有的时候，这些小病你不要看到能不能赚病人的钱，能够把他治好后治出一点点信心和经验来，那是无价之宝。

好，今天就分享到这里，感恩大家。

（崔鹏昱　尹鹏禹　听打整理）

腹中窄狭，而痰火各别。胸中烦热，而虚实可分。惊悸，痰迷恐惧所致。健忘，血少忧郁而成。癫狂者，分心肝之热极。痫症者，寻痰火之重轻。便浊有赤白之异。汗出有自盗之名。

第8课

有句话叫熟读成诵。早上我们虽然简单地读了一两遍，但经过十来天基本上都能脱口而出，讲上一句下句就出来了。

所以读书不能急，不要想一下子把它吞掉，放长线钓大鱼，读书也是要有长远观。我一天读不会两天，十天读不会，二十天，所以读书到最后拼的是耐心。

有恒乃成功之本。这是蔡老师非常赞叹的一句话。

当时我在余老师那里修学，我们所有男同学的都败给一个女同学，而且所有的中医都败给了一个西医。

这位小女孩叫张凡，她是学西医的，喜欢中医，然后就到余老师那里学习，刚开始只能在药房里抓抓药，或者跟老师采药。

她听说只有把汤头歌诀三百首背得滚瓜烂熟，才可以在余老师身边抄方。结果她用了不到两个月时间就背熟了，就到余老师身边去抄方了。

张凡不玩手机，药房忙她就下来，药房不忙就到药房仓库里去读书，屏蔽一切干扰。所以人只要拿出一点拼劲来，读书效率是很高的。其他学生也很认真、努力，但心有杂念。

仓库或者山里这些简陋、贫穷的处所，恰恰就是你成就的地方。我记得有一个新东方的优秀的英语老师，他的英语是怎么练出来的，他在监狱里待了几年，没其他事情干就背《英语词典》，整部《英语词典》背得滚瓜烂熟。等他一出来，英语水平迅速就折服周围所有人。

所以人这一辈子两个字，一个专字，一个恒字。专的话可以使你的术业很精，恒的话可以让你逐渐成为超级强悍的人。

当时老师又布置了个任务说，谁先熟背《伤寒论》，我这古本的《伤寒论》就送给他。谁都想要老师那套古本《伤寒论》，结果大家都拼命背，一个月，两个月。

老师抽查的时候，背得很熟的阿发都没有办法过关，老师随便点一个条文，张凡就能脱口而出，最后这个礼品就被她拿过去了。

一个学西医的小女孩，没有接触过中医，就能把中医经典背得滚瓜烂熟。后来凭着这个精神要考中医学院的研究生，四大中医学院，北京、上海、广州、成都，要选哪一所呢？她最后选了北京，一考就中。

精专加上肯干，就上进的很快。张凡有点像阿玲一样，平时话不多，只潜心于读书背书。所以这样的人时间一长她的成就就很大，读书的功夫、做笔记的功夫很重要，为什么我说讲了这个《病因赋》过后啊，开始这个，阿华也把电脑拿下来，大鹏，小鹏你们要开始听打，听打收获很大。

现在我们讲的这些经句，阿玲、蒙群都听打过，讲上句都知道下句。包括早上师父讲的那几句话，我们其实都知道师父讲什么，因为每次师父都讲那几句。一个做人要有目标，第二个做人不能懒。可是这几句对于做不到的人永远都是新鲜的，永远都是有鼓舞力量的，永远都是缺乏的。

所以每次师父都可以讲的容光焕发，眉飞色舞，因为他是用体证来讲的。为什么有些人讲话觉得空洞，因为没有体证，只是重复别人的话没有力量。希望你们像张凡那样，把《病因赋》背得滚瓜烂熟。心无杂念你才能跑得很快。

这句话你们若记得一辈子受益，软的怕硬的。你看彭昱刚来时软耷耷，进步很慢，后来稍微坚强起来，那些赘肉就减得很快。

硬的怕横的，你看在山里，没有人扛柴能扛得过坚叔，一两百斤的上肩膀，走几里路不在话下。横下一条心，什么困难都能克服。

横的怕什么？怕愣的。像大厨你再蛮横，石溪纵跃都已经快跟上鬼脚七了，可是你读起《了凡四训》，心不能安在屋里，给你半年时间都背不下来。换作阿玲，半个月就背下来了，这就是人与人的差别。

愣的怕什么？怕不要命的。做学问要有拼命的精神，只要你余力未尽，就不算拼命。后来大鹏为什么进步那么快，就拼命两个字，腿刮伤了继续往前冲，轻伤不下火线。那些勇气和战斗力精进，统统都练出来。因为人一拼命，杂念通通消失。

你若穿越时落后了，龙门飞客慢了，那绝不是你的腿受伤或是负担太重，是你心有杂念，你能否保证到从出发到回归那一刻什么事也别想？

能的话，你专一的功夫练出来，再移到学业上去，学业成，移到工作，工作成，移到事业，事业成，这点很重要。

我昨天在做笔记的时候，有个朋友就问，诶，你怎么把这本笔记本做到那本笔记本？

我说这两本笔记本是两年前我们一起听经闻法，听蔡礼旭老师讲座时用的，我现在重新用笔记本再做笔记的目的是什么？精益求精。

你现在再看两年前的笔记感触肯定不一样，所以笔记不厌千般记啊。每一个人他都要有他自己的几本笔记，所以听打过一遍后，再重点摘抄经句，进步就很快。

我们今天接着看，“腹中窄狭，而痰火各别”。

腹就是脾所主的大腹，腹部那些肠道狭窄，就是拥挤，堵车。

我们看正常人大便很大，气很足，有些人大便细细的，像手指那么粗，为什么？腹中窄狭，就像皮球变得没气一样变得很瘪。狭窄了要把肠变宽大，怎么办？

有一个病人学的是西医，他说我近来大便怎么那么细，而且感觉人很累。他问该怎么办？我叫他伸舌头一看，舌苔白，平胃散，苍术、厚朴、陈皮、甘草四味药一吃下去，大便就恢复正常。

我读过一篇《用药传心赋》，分经论治里讲到“腹中窄狭用苍术”，有这一句口诀，我就有底了。

凡肥人，肚子拥堵，狭窄，像马路上堵车一样，苍术一吃下去能宽肠，肠道会变得宽大。我们都知道小管小排，大管大排。

所以苍术为什么可以减肥人之痰湿？因为它可以让肠管变大，所以“腹中窄狭，而痰火各别”，你要分清是痰多还是火多。

什么样的人痰湿多？肥人，多脾虚痰湿。什么样的人虚火多？瘦人多阴虚火旺。两类人群用药不一样，一般肥人觉得腹中窄狭，是痰湿黏在上面，用苍术、香附来燥饮行气。苍术有一个很独特的作用，它能够燥饮。好像田地里有一坑水，踩上去很泥泞，你铲一把土填上去，踩上去很扎实，也就不泥泞了。这就是燥饮，苍术好比用来填坑的土。

有一个读书人，是一个名医，他常年读书伏案导致胃部有振水声，有水在胃里，一摇就咣当咣当，常年读书伏案，用师父的讲法就是缺乏运动，水都气化不了，喝一口水就停留在胃里。

他治了两三个月都治不好，怎么办？

突然发觉医书上有一句话叫“苍术能燥饮行气”，用一味苍术就把那些饮邪排走了，所以他得出一个道理，苍术能够治疗胃中停水，积液停饮，非常好用。

所以常吃冰棍、冷饮、雪糕的人，一般舌苔水滑，不管是盆腔积液、卵巢囊肿，还是胃部停水停饮，胸头停痰，咳吐出来都是白色的，你给她用苍术 10~15 克泡水喝就管用。让她腹中变宽大，水就会干爽掉。

瘦人自觉腹中窄狭，一般是因为热气熏蒸肠胃，这时要用苍术配黄连，以开郁清热。因为瘦人多虚火要用黄连，所以瘦人多心烦睡不着觉，加 3 克黄连，黄连一清心，火一下来，觉就睡得好。

我们再下一句，胸中烦热，虚实可分。有的人经常打游戏、玩电脑、看手机，一回到家里对父母不客气，无名火控制不住。

按照《了凡四训》上讲，这是过恶业障深重的表现，无事心中常生烦恼。

老高平时平白无事无名火冒，胸中烦热。我们要怎么治呢？首先要分清虚实，如果偶尔一阵胸中烦热，像考试突然间来临又担心考不好，拼命地读书，很烦躁，睡不着觉，这是实证的胸中烦热，一摸脉象很有力。实热用栀子，因为栀子专门清利胸中烦热。

我碰到一个高考的小伙子，就住在镇上，他考完后还睡不着，留下了后遗症。考前拼命用功，很着急烦躁，一旦考试结束，还静不下来，睡不着觉。

他的妈妈问，怎么办呢？要不要给孩子吃安眠药？

我说，孩子这么小的年纪最好不要吃安眠药。我们中医有大把可以让他安睡的药。

烦躁不能宁，虚烦不能眠，栀子豉汤主之。

所以用栀子加淡豆豉，栀子10克，淡豆豉20克，煮水喝，他不解哪有这样开方的，1剂药不用1块钱。我们让他抓了3剂药，早上喝了中午就睡好觉，下午再喝，晚上一觉到天亮，烦躁没了。

这种情况是烦热扰胸用栀子豉，那虚证呢？

还有一些长期失眠，虚烦不得眠，酸枣仁汤主之。多见于妇女更年期综合征，心烦气热又睡不着觉。更年期就是天癸绝、地道不通的时候，经水减少，是一个虚证虚底，加上虚后，火就上亢，所以既有虚也有火，这种叫虚烦，要养其阴、安其心。

有个在制衣厂里做衣服的妇女，她有时候突然出一阵汗，有时候一惊，没有任何事情，心中控制不住的烦躁。这些自发的症状，就是在妇女经水减少的时候，虚火上炎。

所以想要一个人不发火，她必须把阴水养的很足。有些妇人之所以更年期症状不明显，能够很平安地度过，第一心态好，第二睡眠非常好，睡眠充足能够养阴。

余老师常说，世界上最大养阳的事情就是白天运动，最大养阴的事情就是晚上休息好。因为晚上休息好则血归于肝，精藏于肾，精血丰润，虚火就上不来。

如鱼得水，如雾能够蒸山，像我们龙山一样，出去看所以那些雾露蒸上来，这些草木一派滋润光荣，自然不会着火。但是在沙漠它就着火，因为没有津液去滋润。

当时我就给这位妇女用甘麦大枣汤加酸枣仁汤，这两个合方专治更年期前后阴虚火旺虚烦不得入眠，可以说是特效药，不超过十味药，一吃就见效，一吃睡眠就变好。

她吃了这个药后，睡眠变好，这些烦热症状就消了。我们没有特别去除她的烦，治她的热，只是让她的阴分充足。

下一句，惊悸痰迷恐惧所致。

一个人容易受惊有两个原因：一个是他身体里多痰；第二可能是恐怖片看多了。

中医治疗小孩子惊悸闹夜，要看他有没有痰。如果有痰要用二陈汤加酸枣仁、柏子仁、人参、当归、远志、石菖蒲，就加这六味药进去，就具备安神定惊、除痰祛湿的效果。如果没有痰，属于心慌心悸虚证，就用天王补心丹或养血安神的八物定志丸。

有些孩子晚上会做梦吓醒过来，从中医学的病机角度来解释，是因为痰浊蒙在心包外面，敷在心神上，就像阴云一样。

他的心神是惊恐的，不得安的，所以做很多噩梦、乱梦。但凡一个病人有乱梦、噩梦，他大多都有一些乱痰和恶痰。

所以治疗乱梦、噩梦用什么？一定要用祛痰的药，把他胸膈中的痰洗涤干净后，胸开气阔，那些乱梦、噩梦就会减少。

有个孩子做了一年多的噩梦，他家里人带他去拜神、求神，到庙里烧香，还是做噩梦，不知是什么鬼怪作祟。我们说，怪病都由痰作祟，不是鬼怪作祟。

我问他，平时吃鸡蛋牛奶，吃煎炸的吗？他说，吃啊。我问他，是不是很多痰？因为我看他进来的时候他就咳痰。他说，是。

找到病因，把痰除了，就把噩梦的根除了，噩梦只是痰浊的影子，拔掉杆子，影子就不见了。

我们用最普通的二陈汤加一点点蝉蜕、钩藤、石菖蒲、丹参，吃了3剂药，一年多的噩梦就减轻了。效不更方，再吃5剂药，噩梦就基本消失了。

当时我也很开心，因为没有人教我怎么治噩梦，但是我知道一句话，怪症都由痰作祟，就是痰在作怪。

之所以要用蝉蜕，是因为知了要把旧的壳都脱掉，取它的脱落之象，脱掉身体管道、血脉脏腑的那些浊气。

还有一种惊悸，属于惊则气乱、恐惧则肾伤，可以用六味地黄丸和补中益气丸交替服。这类小孩子一般先天不足，后天失养，这个也是很常见的。

好，下一句，健忘血少忧郁而成。

这句话太经典了，基本上能把健忘的机制讲透。

那些老年健忘痴呆，或者年轻的时候老是忘东西，脑子不灵光，转头即忘也是我们读《了凡四训》里，过恶业障大的表现。转头即忘，上午讲的下午就忘了，昨天讲的今天就忘了，记忆不深刻。

为什么？两个原因，一个是忧郁，忧一忧白了头，笑一笑十年少。一个人忧郁伤血，血不足，脑子就不灵光，这种健忘很好治疗，直接给他分忧。

中医学将这个症状把它当成抑郁来治，忧郁、抑郁用逍遥散。

这个时代的人常常眉头紧锁，轻度的有一个悬针纹，重度的有竖二纹，最严重的有川字纹，两眉之间裂了三条缝，裂一条缝的就很厉害了，裂两条、三条缝，说明他的眉头锁得太紧，有老年痴呆的潜质。

碰到这种病人，你先别问其他证，先让他心胸逍遥，快乐起来。逍遥散是很常用的，因为他如果不快乐吃什么药都没有用。

有人说健忘一定要补肾，不一定。观音山有一个阿姨就是转头即忘这种类型。她经常操心孩子的婚事，比较焦虑。她孩子也很孝顺，给她买了很多补肾的食物，但是现在物质生活这么丰富，不缺乏这些营养，就是焦虑让她营养吸收不好。

我发现一个人焦虑忧郁过后，读什么东西都不上心，因为他的心让焦虑忧郁占据了。

我上去的时候，她问该怎么办？

我说，所有补肾的药物和食物你都用了，但因为你情志不畅，情怀不畅，所以草木无功。这是叶天士先生讲的，你如果情怀不疏解，吃任何长白山的人参、北方的冬虫夏草也没有用。

我给她开了逍遥散加了郁金和木香。郁金、木香叫颠倒木金丸，它能让一个人饮食颠倒，情绪拨转过来。

她吃过后，说，以前老容易叹气，吃了过后就不叹气了。

所以忧郁的人容易叹气，你一给她解郁就不再叹气，眉头一舒展，说明气血上到大脑，怎么会健忘？

逍遥散有一个重要的特点，它能把气血送到全身上下，哪个地方缺少气血，就说明哪个地方郁住了，逍遥散就能把气血送上去。

如果头晕，逍遥散加葛根，把气血引到头上去；手痹、麻痹，逍遥散加桂枝，逍遥散的气机就逍遥到手上去；如果腰酸，逍遥散加杜仲，气机就在腰部徘徊，循环；如果是膝盖痛，逍遥散加牛膝，特效，特别是那些经常跑步的，跑步百利唯伤膝。

跑步有百种好处，但它有一点不足，就是你跑过度后膝盖会痛。这时我们要给膝盖点油，膝为筋之府，肝主筋，所以逍遥散一入肝再通过牛膝引到膝部，肝部的血就放到膝盖去了。

我大学的时候就会治膝盖冰冷、疼痛，因为这是一个师兄教的。学校的一个老师常年膝盖痛，手术也做了，中药也吃了，都不管用。这位师兄说，不治膝盖要治肝，逍遥散加牛膝，酸枣仁养肝血，肝血一足，它就分到那个膝盖去。

这位老师很佩服他这位学生，学生把老师的病治好了。那个老师帮这位师兄传了很多名，师兄后来留在深圳的一所中医院，很出色。所以膝有病要治肝。

我们讲第一种健忘是忧郁，常见的，要用逍遥的方法。第二种是血少，血少的健忘也很多，特别是在农村，家庭不是很富裕，饮食比较清淡。这种家庭条件如果健忘，你就用归脾汤给他补一补，脾主九窍，血气一旺，九窍都光明，就不会健忘。

我一次回老家的时候，有一个妇人，她没带孙子的时候，脑子很好使，一带孙子就老健忘，为什么？因为两个孙子经常搞得她心神不能守一处，这个孙子跑这边，这个又跑那边，她追完这个又追那个，一整天搞得很耗血。

她说怎么办？我说，就吃归脾丸吧。归脾丸吃了过后就好多了，因为老人那个时候本身就阴分不足，再稍微耗的厉害一点，火一旺起来，晚上就睡不着。

妇女以血为体，要用归脾汤，男子以气为体，要用补中益气汤。妇人的健忘亏虚用归脾，而男子的健忘亏虚用补中益气。

好，下一个，癫狂者分心肝之热极。

一般心热到极处会发癫，而肝热到极处就会发狂。颠多喜，而狂多怒也。心主喜而肝主怒，所以癫证一般用清心养神配合点化痰。

而狂证呢？要用清肝祛风配合通腑。狂证一般要用泻火，一个人狂起来，像一匹脱缰的野马，拉都拉不住，怎么办呢？给他通腑，所以一般狂证可以用防风通圣散。

但是要自己配制，重用大黄之类。大黄又称为将军，而狂证就是将军作乱，即肝在作乱，用将军来治将军，推陈出新，癫狂方面的病我们碰的比较少，因为这样的病人一般很少找到我们。

还有一种癫狂后遗症会找到我们，用了大量的镇定药、抗焦虑的药后，人就会痴痴呆呆，这时反而要给他益气和祛痰，思路又不一样。

好，痫证者，寻痰火之重轻。

痫证也叫癫痫、羊角风。这种病的特点是手会抽搐、口吐白沫。那些白沫就是痰，抽搐说明有风。有风有痰，所以癫痫不治风痰是行不通的。

对于这些痫证，要看痰火之重轻，严重者就要用重药，轻者要用轻剂。

中医学讲，所有神志病要治心，还要治痰，所以心被痰蒙住，情志就会出问题。

像我上面讲到的，小孩子老容易做噩梦的例子。我跟他的父母讲，一定要让小孩子远离零食、凉饮，因为小孩子脾胃本来就弱，这些乱七八糟的东西一吃就会生出乱七八糟的痰。

痰依附在心上，他晚上就唉唉叫。依附在眼睛到时他就看到你都看不到的东西，其实就是痰迷在那里呈现的各种怪影。

所以治疗癫、狂、痫，你只要有办法让他的身体少痰，他的病症就在减轻，怎么少痰呢？

少荤多素，第一条最管用，少吃肉，吃那些容易进嘴巴又容易消化的。营养价值要容易吸收的，不容易产生痰浊的最好。像萝卜白菜，这些你吃一段日子，像山里苦行僧那样生活，你身体的痰气一少，那些恶症就少来干扰你。所以很多人说，业障很重，怎么吃吃素就减轻了，有这个理在那里。

我们中医有一个小陷胸汤，用这个汤方加减治疗癫痫都是很管用。小陷胸汤用哪三味药？张仲景的小陷中汤方歌，小陷胸汤连夏蒌，宽中下气涤痰忧。

黄连、半夏、瓜蒌，要很熟，连夏蒌。黄连清心火，半夏能够燥湿，而全瓜蒌，能把全部的痰火和湿热都润滑到肠底，能从肺里滋润把痰洗到大肠排出来。

有些病人说，我以前蹲厕所蹲了那么久都排不出，有便意都排不出，怎么一吃你的汤药那大便快得不得了，而且很痛快。

这是因为放了全瓜蒌，而且那大便黏黏的，很多痰，一排出来就粘在马桶不肯下去。这样治病你就成功了，身体那些脏东西一团一团地被往下排。李时珍就曾把全瓜蒌比喻成能洗涤脏腑污垢的刷子。

所以只要是有痰火，舌尖红，舌苔又黄腻，不用先医颠狂，要先医痰火。

痰火有什么表现？烦热不安。

睡不着觉，烦躁，用小陷胸汤，让心胸中的那些痰浊排到大肠中去，陷下去不要留在心胸，浊阴下降，天气晴朗。我用小陷胸汤就治过失眠，而且咳痰多，配合二陈汤，特效。

好，下面我们再看，便浊有赤白之异，汗出有自盗之名。

小便出现浑浊，要看偏于红赤，还是偏于白，一般红赤者是血分有热，而偏白者且浑浊是气分有热。

治疗这个小便浑浊用清心莲子饮。心与小肠相表里，小肠一热就会逼到膀胱，小便时会有尿道灼烧的感觉。所以用清心莲子饮，源清则流自洁，源头一清，下面流的就很干净。

我们可以做个试验，在桥的上游，你不断地洗衣服，搅那些沙子，那么你下游就很浑浊；上游不动，下游就很清净。所以很多遗精、伤精、邪淫的病人，就是因为心念动了，念动则精摇，叫心动则精自走。

很多少年小便时都会带出一些精液出来，或者尿是浑浊的。为什么？不健康的影碟看多了，心一动那些精都藏不住的。

读书的最大的杀手便是邪淫。你只要有些不健康的思想，书就读不上去。有一念你都读不上去，那一念产生的阻力像山一样大。

昨天进叔跟我们说，我有很多土鸡蛋，拿下来炒饭给大家吃。我说，只要大家还有烦躁、脾气，就没有资格受这个鸡蛋，因为一吃下去，管道一堵塞，到时候又邪淫了。所以要让一个孩子变的没出息太简单，你就给他多买些高营养品，让他一吃，激素一偏多的话他就胡思乱想，往往正的东西不上心，邪的东西搞得很精。

读书的时候，也要保持源清则流自洁。你自己一上厕所小便，发现尿偏浊了，这段时间就要清心了，多读《清静经》，吃清淡的饮食，让神志保持清明，记忆力就很好。

所以人尿的源头在哪里？在心。西医学认为，尿是通过血液渗过去的，心脏是血液的源头啊，源清则流自洁。所以治疗小便赤，要用莲子心、竹叶心、大豆黄卷、大白菜心，甚至连红薯叶的苗心都有清心的功效，能够清心通肠。

如果小便浑浊偏于红赤，我们要用清心莲子饮加木通、黄柏清血分的热，如果偏于白，就要加车前子、茯苓清气分热。

汗出有自盗之名。

出汗常见的是自汗、盗汗。自汗就是你平时没什么缘故的出汗，白天你清醒时出汗，一运动就更厉害。

我们治了很多自汗的孩子，其中有一个孩子自汗很厉害。他上学要带上三条毛巾，其他学生都不明白为什么。走路去上学，背上湿了要换一条，做完课间操要换一条，回家时还要再加一条，为什么呢？

一动就出汗，动则汗出，气虚也，气能够摄津，就是说把津血固摄住。但如果气不足的时候，精华会外流，成年人表现为遗精、滑精，小孩子表现为漏汗、漏口水。

这个孩子有一个特点，就是睡觉时流清的口水。我给她用了三味药，黄芪、白术、防风，治疗自汗、气虚、阳虚的特效药。黄芪 30 克，炒白术 10 克，因为他流的口水是清的，要用炒白术才可以收住，防风 5 克。风药之润剂，无所不达，这个方其实就是玉屏风散。吃下去好像身体布了一层金钟罩一样，汗和津液就不会外泄。

所以对于遗精、滑精的病人，属于体虚、气弱、精自走的，用玉屏风散也管用，在身体布一层屏障。

盗汗，就像小偷一样，暗中来，让你神不知鬼不觉。你看有些孩子白天没事，晚上一躺在床上，睡醒后衣服湿了。盗汗大多属于阴虚，这时要滋阴。所以治疗盗汗有时要用六味地黄丸。

好，今天我们就分享到这里，感恩大家！

（崔鹏昱　尹鹏禹　听打整理）

九种心疼，痛在胃脘。七般疝气，病在厥阴。胁痛有两边之别。头风有左右之分。腰痛肾虚而或闪挫。腹痛寒气而或食停。

第9课

我们今天讲第9课。

《病因赋》，我们用13堂课就能把它讲完了。

真精进起来我们早、晚各1堂课，6天就能把中医内科学大略过一遍，进度是很快的。

经典上有句话说，若人精进，不退不断，会当克果，何愿不成。也就是说，马不停蹄的奋斗，你就能心想事成，有什么愿望达不成的呢？

有些学生一有问题，要么跳过去，要么就去问人，殊不知他自己都有办法解决。古人讲，书不熟，熟读可熟，艺不精，细思能精。有些书理和义理，不用老师多讲，你们多读几遍就会明白。书读百遍，其义自见，之所以疑惑多，义理不显，是因为你们读书太少了。

今天大厨跟我讲，《了凡四训》第一训他已经背熟了，为什么熟了呢？长期抄写的缘故，所以你记忆再差，多重复几遍也就会了。没有聪明不聪明，只有精进不精进，中医没有主人，只有精进者得之。

我们接着看，“九种心疼，痛在胃脘”。

有好多种心的疼痛，它的根在胃。我们前面讲过一句话，早期的心病要治胃。这句话你们初学医的人可能体会不深，但那些临证已久的人对这句话颇有感悟。

我们在临床上碰到一些心痛、心慌、心悸的病人，一问他是不是饱餐后加重的？他说，是啊，是啊。我们马上看他的舌脉，舌苔厚腻，脉中焦郁结，脉中焦痞气在胸，半夏泻心汤一下去，把胃治好心脏的症状就没了。

所以胃气下行则心气行，因为火能生土，胃就是土，心就是火，土能够下行，火是不会上炎的。

有一个老师说他经常胸口痛，严重的时候要服用麝香保心丸，他以为这个是心脏病。可是我摸他的脉象右部的关脉很紧，这说明是脾胃堵塞，于是给他用了理中汤和二陈汤。

他吃完后觉得心脏好久都没有那种紧痛之感，他问这里有哪味药是治心脏病的药，这么好？我跟他说，你这个不叫心脏病，中医学来说是心胃病，只要脾胃消化好了，这个心就没事。

好多老年人就是这样，脾胃一不好心就慌，就闷。余老师那里有个老阿婆，她吃了根香蕉，心慌，闷出冷汗，很不舒服。老师一切她的脉，中焦郁住，赶紧叫我们帮她按摩足三里，然后再刮痧，胃气一下行，胸就不闷了，疏解开来。所以中医学有个特点叫整体观，是中医学的精华，五脏是相关的。

我们看有哪九种常见的心痛。

第一种是虫痛，就是说有些人肚子里有虫，它在那里钻，他就感觉心好痛。

这种虫痛要治虫，你不能把它当成心脏病来治，中医学常用酸苦辛法的思路来治虫。乌梅丸就是这个大法的代表方，虫得酸则静，得辛则伏，得苦则下。就是说虫碰到酸的就乖乖的，安安静静，碰到辛辣的如细辛、肉桂，它的头就低下来，不敢往上，它如果碰到苦的赶紧往下逃，所以打虫的药都符合这三种味道。

我们可以充分发挥遇酸则静的医理。当时在大学的时候，有些学生考试前睡不着觉，因为白天用脑子过度，晚上就出现虚性亢奋。在宿舍里睡不着觉势必会影响其他学生，而且一睡不着后尿又多，尿多更加睡不着觉，翻来覆去。

我问他，怎么回事？舍友说，这个脑子就是静不下来。刚好我带了家里的酸梅，拿点酸梅再兑点白糖，冲上半碗水，他一喝就睡着了。

结果我的那瓶酸梅就被整栋楼的学生给分了，由此我就体会到遇酸则静。如果你那神经很紧，出现虚亢的现象，不要急着找谷维素、安眠药，就找点酸的东西来吃。

上次山林班有几个学长睡不着觉，我说，有个办法，你一吃你就睡着觉了，便给他摘了黄皮果，在我们厨房上面有一棵，摘黄色味道酸甜的。吃完午饭过后，他吃了七个，头一碰到枕头就静下来，因为酸收啊。

《黄帝内经》讲，辛甘发散为阳，酸苦涌泄为阴。所以一个人阴虚阳亢，我们通过酸味加强他的阴分，阳亢就下来了。

在暑季的时候酸梅汤卖得很火，它不单生津止渴，还安眠入静，所以修行人平时讲课多，人很容易烦躁，找点酸梅蜂蜜汤一调，甘能缓，酸能静。你别小看一个酸梅糖水，糖水就能让神经变缓，而酸梅能让神经变安静，安静不就入梦乡了。

这个医理很重要，生活上这些小招都能为你所用。

第二种叫郁热痛，有些人说，哎呀，我最近心好烦啊，好像心里有一团火闷在那里很痛，你一摸他的脉象，寸关脉都偏郁，带数。

这种情况他做梦都在打架，跟别人吵架、斗闹，脑子像斗闹场一样。这时古人叫我们怎么办呢？用金银花一两煎水，可以加点冰糖，凡花类药都有一个特点，解郁疏肝，所以七情之病，看花解郁。你看了花都能解郁，因为花就是一个怒放的象、金银花解郁的同时它还能清火。

所以将来你们如果碰到一些人经常坐在电脑旁很郁闷，闷得心都起火，眼睛红赤，口干，不用特别给他开什么中药，给他开什么煲汤，就抓一把金银花让他泡茶，加点冰糖喝一喝，他的郁热就解开来了，这个闷痛就消了。

只要看到他的舌尖偏红，都管用，叫木郁化火。

好，我们再看第三种叫脾痛。

特别是暑季，一吃冷饮再吹点凉风，里面伤寒外面伤寒，上吐下泻，消化不良，这时用什么？最常用的藿香正气散，解表又暖肠胃。在夏天如果开药房，基本天天都用得上，消化道疾病太多。因为夏天所有的热气都往皮肤的表面走，肚腹里面是凉的，所以夏天要吃暖，夏要吃姜。

相反，冬天封藏，所以热气都在肠胃里，所以要吃凉，所以冬吃萝卜不上火，夏吃姜不受寒。如果家里没有藿香正气散，就用姜汁捣烂了再采点新鲜的藿香或者金不换，调在里面，那就是藿香正气液了。

好，我们再看第四种，叫悸痛。

心悸的悸，心中一阵一阵的隐隐作痛。这种痛不是很厉害，但是又好像摆脱不开。这种痛常伴随着胸中有痰，痰攻上心，心就痛一点，痰如果化展开来，心就舒服一点。

所以你摸他的脉大多数都是弦中带滑，弦因为肝气郁，滑乃有湿痰。你再看他舌苔，很多吸烟喝酒的人，心悸痛的时候，首先看他舌苔，舌苔厚腻，这个肯定要用温胆汤。因为整个胃肠都被这些痰湿粘住了，吃丹参、三七活血化瘀没有用，治不好心脏病。

有个教文史的老师，他就是这个样子，心中痛好几年了，都当作心脏病治，拍了很多片，又是心律失常，又是心动过速，课都没办法上好。家里治心脏病的药一大堆，丹参片、救心丸，又是复方通脑血管的。我对他说，我们换一种思路吧，治了这么多年既然没办法。

我就用温胆汤配合小陷胸汤。告诉大家，这是治疗痰湿的特效方，第一剂吃下去，他就说排了很多黏黏的大便，像痰一样。五剂药吃完，好像拨云见日，心胸中廓清一样，大半年都没有心慌、心痛过。

现在很多医生不知道心脏病是因为有痰堵在那里，古人叫痰生百病，食生灾。痰堵在心脑血管周围，它的根源是堵在肠胃，肠胃的痰一退，心脑血管的痰就会退到肠胃。

就像大鹏小鹏一减肥，心脏周围那些脂肪就减少了，心与小肠相表里，通过小肠一排走过后，大脑的那些油又减少了，大脑的油一减少，那你面部流油就减少了，一步步从下面退掉，排掉。

中医治病，凡治病必察其下。就看你下面的肠道，排那些痰油排的快不快。

好，我们再看第五种饮痛，饮是痰饮。

这种痛常常是痰饮积在胃脘，这种心痛的病人，经常会咳吐一些清稀样的痰水。中医学称为痰饮留胸。而且背部还有像巴掌大的凉凉的区域，如果取象来说这是阴霾的天把太阳给遮蔽住了。

我们中医用苓桂术甘汤，专门治水饮在胸的特效方，这个案例非常多，最常见的就是感冒咳嗽以后输液没有好，生了很多痰，停痰在胸，这时就用苓桂术甘汤。

两剂药后，胸中的痰就廓清了，只要舌苔白、水滑的都符合这个证。

好，我们再来看第六种食物痛，怎么辨证他是饮食疼痛呢？

胸中满闷，而且嗳气吞酸，看到食物就噘嘴，不想吃，很多小孩子患这种食痛。

前几天有个小孩子说，爸爸，我的心好痛啊，都不想吃饭。我叫他去买大山楂丸，不可否认山楂也有活血的作用，但它更大的作用是消食化积，吃过后胃口一开，心痛就没了。看似心痛，其实是胃痛。

好，我们再看第七种寒痛。

有些人手一旦受到风冷后，心胸部就痛，因为心布气于表。《黄帝内经》讲，心把这个阳气输布到肌表去，肌表一受寒一紧缩，心就随之紧缩。所以平时心脏阳气不够的人，吹一阵寒冷他的心就紧缩一下。

我碰到最顽固的一个经典的案例，病人经常洗碗，冬天的时候心脏痛得没法工作，他以为是心脏病，几家医院检查了都说没事，没法下药。于是他就来找中医。

我说，这个脉象偏紧，紧为有寒，因为热胀冷缩，凡是受寒，受冷的脉象都呈现一种紧象。但凡摸到有紧脉的，一般病人有风湿，所以就给他用桂枝汤加人参，强大心脏，心主血脉的同时也强大脾胃。吃了过后，手一暖，心就舒服了，因为阳光透露出来，这也是寒者热之的道理。

你看张仲景多厉害，他用桂枝汤治心脏，他为什么用生姜、大枣、甘草来调和脾胃？可见，心脏的热量是通过脾胃送下来的，它才能泵出去，就像君主的粮草，一定是百姓供养上去，脾胃土就是百姓农田，而心脏就是君主。

所以，如果你碰到老人受寒受冷后，心脏痛，牙齿都在打架，这时最快的不是送医院，而是赶紧煮姜枣、红糖给老人喝一碗下去，便会觉得很舒服，暖洋洋的。这样的老人脉象都很紧，大凡紧的脉象，一碰到这些温暖的药就松了。

好，第八种热痛，火热的热。

有些人经常热到睡不着觉，这类人非常多。基本上熬夜久的人，或者经常跟火打交道的厨师，还有电焊工等。

在这里干活的电焊工那天来问我，我该怎么调身体？

当时我还没切他的脉，我说你平时很烦躁而且讲话很不客气，而且你自己都控制不了，晚上还经常梦到打架。

他听了一愣，说，是啊，你怎么知道？

我说，你已经不是第一个了，我碰到的另外一个电焊工也是这种情况，长期跟电焊打交道，人心中一团火，连对自己老爸都不客气，他控制不了自己，因为火性炎上。

他问，我该怎么办？

我说，好简单，就买点夏枯草、桑叶、菊花。

电焊工通常用眼过度，和声光电热打交道，引起烦躁不能入睡，就用夏枯草、桑叶、菊花。

第一个电焊工吃了后舒服了。他说，要送你一个书橱。我说，你送我，我也没地方放，我说在这山里的话，用这些木板一搭就行了。他说，不行，一定要送你一个，到时候你量好尺寸给我讲。因为他觉得很感谢医生，觉得能有一个当医生的朋友很不错。

所以一个人真把自己的才学学好，在世上不怕不被人尊重。你只要真花十年来，板凳要坐十年冷，把自己才学学好，别人处处尊重，你不把才识学好，去讨好别人都没有用。所以我给大家的告诫就是，咬牙切齿读好书。

好，我们再看第九种是去来痛，这种心痛好奇怪，叫去来痛。

什么叫去来痛？它想来就来，想走就走，随你的情绪波动，时而痛时而不痛，这种痛要用什么汤方？凡是带有往来症状的，尤其是随情绪波动，你就给他开小柴胡剂。特别是很多慢性病，疑难病，妇科病，男科病，老人病，孩子病啊。

病人说，医生，我这个病有时重一点，有时轻一点，反正随情绪波动。你给他调和少阳，这个病就立刻能减轻，这种往来痛多因情绪而起，小柴胡汤主之。

当时我碰到一例咳嗽的病人，胸闷痛，咳嗽，一个西医生带他来找我看病。他看我开了小柴胡汤，他也学过一点中医，说你里面没有止咳的药，为什么不用百部、款冬花、紫菀或者贝母，这些都是止咳的。

我们笑笑跟他说，小柴胡汤止咳胜金方，这是古人讲的。为何呢？因为他的脉属于弦脉，弦脉表明肝气为病。

你但凡摸到脉弦硬者，你把他前面解开了，咳嗽好了，头痛也好了，口苦也好了，咽干也好了，肋胀也好了，所以咳嗽只是一个假象，它是影子。

而杆子是什么？杆子就是肝郁，把肝郁的杆子拔掉它的影子就没有了，所以现在很多人治病在治影子，所以屡治不效。

好，我们接下来看，七般疝气病在厥阴。

这个很有味道，各种疝气，不管是寒疝、热疝、水疝、气疝、血疝，这几种疝气的治疗都离不开厥阴肝经。中医学认为足厥阴肝经下络阴器，就是说阴部是肝经包绕的，所以有些人生气气到阴部都痛。这种阴痛，理气就好了。

有哪味药既能够疏肝理气又能治阴痛的？

川楝子，因为诸子皆降，你一吃它就到阴部去了。凡是种子的药，它有一股气，这股气就是专入我们人体繁衍种子的地方。人体繁衍种子的地方就是生殖器，而草木繁衍靠的是种子。所以多数种子类药，它要么补肝肾，要么能够入人体的睾丸、卵巢。

所以，我们治男子睾丸痛要用川楝子，治女子卵巢、小腹痛要用小茴香。因为男子的睾丸痛大多数都属于肝热，川楝子可以清肝火，而女子的卵巢少腹周围痛、输卵管不通等，大多数都属于寒，而小茴香性温。

同仁堂出了一款药太妙了，就叫茴香橘核丸，小茴香配合橘核，橘核是橘子的核，当然还有川楝子。它是中成药。专治普通的疝气疼痛，针对的就是足厥阴肝经堵塞，七般疝气病在厥阴。

我们碰到过很顽固的疝气，吃很多疏肝药和疝气丸都没有效果。进到山里来，我们带他爬山，带他晒太阳，练中气，穿越，他的疝气就好了。

他的妈妈很惊讶，两三年这个疝气都没有治好，就在我们山里住了一二十天疝气就好了。我也才发觉原来住山可以治愈很多病。我当时解释道，爬山穿越的时候这孩子很高兴，高兴他的气就行，气行则病愈，气滞则病起。

他的气一滞塞过后，局部疝气就鼓包，郁闷。气一行，那个包就消掉了，所以爬山有益于这些治疝气疏肝之品。

当然还有一种老人的疝气，你就不单要治厥阴。《黄帝内经》讲，厥阴不治，求之阳明。

我碰到一例八十多岁的老人患疝气，他这种疝气不是很严重，通过他干活过累后，疝气就会出来，一出来的话他要用以前人擦汗的很长的毛巾来绑住，然后再睡觉，要休息好几天才收回去。

他因此很郁闷，想干活又不敢大干，想用力又不敢用大力，气力用尽后，疝气就掉下来。

我们告诉他，好简单，就吃补中益气汤。为什么？厥阴不治求之阳明，足厥阴肝经你治不了，你必须要到阳明里提起它的气。

因为久病脾胃必虚，一补中益气，脱肛、胃下垂、疝气同时都往上举。他吃了这个觉得很舒服，从此以后干活，这个疝气都没有再发作。所以每年他都会拿那个方子来抓个十几二十剂药来吃。

好，我们再看胁痛有两边之别。

胁肋是由哪个脏腑分野？肝，没错，肝经布胸胁，下络阴器，上行巅顶。所以生气的人头顶都会痛，而且肚子也会痛，胁肋也会痛，头顶痛的我们要逍遥散加藁本、川芎；胸肋痛的我们用逍遥散加香附、郁金；小腹痛的我们要逍遥散加小茴香、橘核，因为诸子皆降。

一个人生气引起的不同部位的疼痛，我们都可以用逍遥散变化，只要他的脉弦硬，或者中焦独大如鼓，两种脉象都可以用逍遥散。

胁痛有两边之别。我们要分清他是气痛，还是血痛，怎么分呢？气痛一般是胀胀的，血痛一般像刀刺那样，固定不移的，瘀血作痛。气痛我们一般会在逍遥散基础上加陈皮、瓜蒌、枳壳。血痛我们会在逍遥散基础上加桃仁、红花、蒲黄、五灵脂。

有一个练咏春拳的拳友，他在一次对打过程中，肋部拉伤，吃饭时都是痛，三个多月都没有恢复好。他怀疑自己是不是得了胸膜炎，到医院去拍片也没有什么异常。

我一看他的舌头水滑，又问他平时是否多痰，这种胁痛就是有气郁还夹有痰郁并带有瘀血，临床上单纯气郁、瘀血、痰饮的很少，都是气凝其痰血。

我们用逍遥散解他的气郁，再加白芥子，全瓜蒌化他的痰浊，配合丹参，石菖蒲活他的血。还加了 5 克的三七粉，因为跌打拉伤少不了伤科圣药三七。

他只吃了 3 剂药，3 个月的伤痛就好了。他说，如果早点来开药，就不用痛 3 个月了。

所以止痛药，都没有中医行气活血祛痰的作用强。

我们再看头风有左右之分。

头风的病人太多了，在农村里基本老阿婆都有头风，为什么？因为妇女难免月经来临的时候洗头，或者平时冒雨收衣服，或者在外面淋雨，为什么有头风？首先肯定有体虚，邪之所凑，其气必虚。

这些风邪能够穿越你的头进来，说明头部的阳气不足，如果不是头部正气不够他怎么会得头风呢？一个人得了头风，基本可以再断他记忆力减退，容易健忘。

治疗头风有一个特效药，叫川芎茶调散。不管是偏头痛还是正头痛，用它都很管用。川芎茶调散，偏正头痛康。如果气虚，要加人参、黄芪；血虚，加熟地黄、当归。

怎么辨气虚血虚呢？短气乏力，走两步就喘，疲倦，这属于气虚。嘴唇白，面色㿠白，手的握力减少，蹲下去突然间起来头很晕，是血虚。

川芎茶调散还有一个重要的作用，能够治疗落枕。一般书上没有这个记载，但是我发现有很多风药能治疗落枕，我通常给病人加葛根，或加重用白芷。

落枕的机制是什么？经脉为风邪所伤后，拘紧不利，叫不能回顾，回不了头，动不了，这就要让他出一点汗，经脉就松了。于是，我们用风药来发汗，用葛根把这川芎茶调散这一派的风药引到颈部上去。

好，下一句，腰痛肾虚而或闪挫。

腰部的疼痛常有四种原因。

第一种是肾虚，房劳过度伤肾或者邪淫伤肾，不荣则痛，腰部亏空了，虚了它就痛，那是身体在自救。像这种肾虚腰痛，最常用的有两个方子，一个六味地黄丸，一个壮腰健肾丸。

上次讲过，那个司机跟我讲他吃壮腰健肾丸，腰痛好了，但是有一个不良反应，吃完过后，腰痛虽然减轻，但是觉得咽喉火火的，有点上火的迹象，问我该怎么办？

我说，用盐水送服就没事。

所以你吃一些跌打药或热药容易上火，换作用盐水送服就能下火，而且能归肾，中医学理论称咸入肾，虚火就不会上浮。

好，第二个是闪挫。闪挫就是搬抬重物一不小心扭到腰了。

我有一个亲戚，他有一次把花盆从一米多的地下搬到一米多高的阳台，突然一用力，腰就闪到了。一闪到他就说，哎呀，不好了，他自己都有感觉里面哪个地方好像错位了，腰转摇不利索。

当时如果用针灸效果更好，腰背委中求。所以在委中处找一些曲张血脉，血络刺络放血也行，针刺也行，气一旦泄出来，腰部的气就顺了。

还有一种方法，我们可以用一些香类药。香类药有两个特点，第一个是能醒脾，第二个能行气。用肉桂、小茴香、木香、川芎、砂仁，打成粉，就是闪挫腰痛散。

你们在家里把这五味药打成粉末以后，可以治疗腰痛或者胸肋痛，只要拉伤就行。这些药散芳香能行气，而且有些是种子类的药，可以引堕到你的腰肾，让你腰肾的气机转开来，那么闪着腰的就可以得到恢复。气行则痛愈，气滞则痛起。

还有第三种，这种腰痛就是长期久坐，或者年轻的时候过猛用力、干活过度导致腰部劳损。每逢刮风下雨，阴暗潮湿的时候疼痛就加重，因为有淤血。

当时有个学生的父亲腰很痛，不知道怎么办？他又隔得那么远，我们说要么直接用䗪虫吧。䗪虫化瘀，伤愈经通。

䗪虫就是土鳖虫，土鳖虫是治疗腰部跌打伤的王牌药，虫类药打成粉后，与黄酒一起炖服。本来痛得起不了床，第一次吃完就能起床了。对于淤血、腰部疼痛，我们试效这个方，发现很管用。当然有些人吃素，他不吃动物药，就用三七打粉，用酒送服。

第四，是经常在阴暗潮湿的地下室或者空调房久坐，寒湿腰痛，腰以下如带五千钱，肾着汤主之。

这种腰痛我们这时代非常多，因为这叫办公室腰痛综合征，这种腰痛其实就是缺乏运动，多运动多晒太阳这腰痛就没了，你不运动它就痛。

腰者转摇也，古人造字很厉害，最好的养腰方法就是经常转摇它。我们的石溪漂流、龙门飞客计划，在山溪里高低不平的地方跑步纵跃，浑身上下的关节都会扭通疏解开来。

好，我们再看下一句，腹痛寒气而或食停。

肚子痛最常见的原因就是受凉或者贪吃。

怎么辨别是食积呢？第一先问他有没有暴饮暴食的情况，第二看他舌根部，舌根部厚腻、白腻，说明肚子里有积。

这种腹痛，你先开几剂保和丸，先把肚子洗一洗，他疼痛就清了，特别是小孩子肚子痛，大多是受凉或者吃了不干净的食物，所以理中丸配合保和丸就基本上能治疗小孩子常见的消化系统疾病。

我治疗过一个小孩子，这个孩子经常肚子痛，一吃药就减轻，他的舌头是白的，我给他用理中丸。可是停药四五天后肚子又痛，痛了再吃药又管四五天，反反复复。

既然用药有效那肯定对症，那为什么停药过后又反复呢？这肯定是有背后原因的。

我问孩子的妈妈，晚上是不是吹空调、风扇？

他妈妈说，是啊，而且要把这个风扇对着肚子吹，他妈妈告诉她这样吹会肚子痛，改为对着脚吹，肚子也痛，为什么呢？因为足太阴脾经就下到脚趾上，所以一整晚吹脚部，肚子也会凉的。

人体是一个整体，不是两体、三体，它是一荣俱荣，一损俱损。既然脚部的金刚罩之气被吹破了，肚子也会受凉，就像有些人碰到凉水后，心都会觉得凉，赶紧缩回来，一样的道理。所以我告诉他的妈妈，要把空调、风扇都撤走。

坐卧不当风，走路要挺胸。这是养生的两句重要经句。

这之后，小孩子的肚子痛就消失了。所以找不到病根，哪怕辨证论治再准，没有配合养生，最后还是会输给疾病。

所以学医的人对养生以及对孩子的生活习性要了如指掌，要了解他大概哪个地方出了问题，是偷吃零食还是贪凉饮冷。你要像猫抓老鼠一样，把主要问题抓出来，告诉他的父母讲，做得到了这个病就好得快，做不到的话你还得折腾。这样医生看病就很有底气和信心。

前段日子老爷爷带着他的小孙子来看病，我告诉他不要再吃零食，否则这肚子痛永远好不了。他回去就不给孩子吃零食了，以前他拗不过孩子，但医生给他加把劲，那孩子就不敢吃，不敢吃肚子就好了，三四年的肚子痛都没有治好，就是因为没有忌嘴。

好，我们今天就分享到这里，感恩大家！

（蒙　群　听打整理）

痿症不足与湿热。痹症寒湿与风乘。四种遗精，心肾不能既济。五般黄疸，湿热熏蒸而成。眩晕者无痰不作。消渴者无火不生。

第10课

好，刚才大家读得很整齐。部队因为整齐才有强大的作战能力。

一个小小的团队因为声音同往一处发，是可以开智慧的。俗话说，兄弟齐心，其利断金。何况一个团队，为何很多时候一个团队作战，还不如两个人，是因为不同心。

我们在余老师那里学习的时候，发现余老师什么都给弟子准备得很充分，唯独一点，弟子一旦高谈阔论，立刻赶他出门。我当时怎么也想不明白，一向如此慈悲的余师为什么碰到这样的弟子就会呵斥。

后来才知道，《大医精诚》上面讲，一个人不可以昂头戴面，凡是道说是非，议论人物的人，没有哪个有真出息。就像杨修他最会议论人物，而且每言必中，他甚至为此沾沾自喜，结果被曹操砍了头。

我发现小六进来的时候，他表现得非常出色，周围叔公、叔婆、进叔都去惹他讲话，他都没讲，一个劲地劈柴。这样的人如果继续坚持，你们两个都学不过他。

大厨，还有你们，平时闲话还要继续减，减到像阿玲那样少。你如果不想说话，别人不会多惹你讲话，像小六一样。

那几天小六过来就把《病因赋》读熟、背熟了，把十一条作业《了凡四训》还有其他的内容都默记在心。

接下来还有一些学生要进来，到时候他们进来，你们要表好率。

我们今天接着看，痿症不足与湿热。

痿是什么？痿弱，没力。现在有一种病叫重症肌无力，眼皮都耷拉下来，肉是松垮的，《黄帝内经》有句话叫“治痿独取阳明”。

怎么治痿症呢？要注意调理脾胃。在山脚下有个五十多岁的农妇，不明原因的站不起来，眼皮耷拉下来，手举上肩都没有力量。

家里人以为她得了恶症，送到珠三角的大医院去检查，去了一趟回来也查不出具体原因。然后她就寻觅当地的草医郎中，草医郎中给她出了一个方子，叫她试试巴戟天、五指毛桃、牛大力、枸杞子和大枣五味药，让她煲汤服用。

吃了 1 周左右，她觉得能起床了，很高兴，又吃了一个月左右，她就有力气干活了，身体恢复正常，生活能自理。

一个月的药钱还没有出去看病来回那么车钱多，所以中医是不是很有生命力，它在民间非常有生命力。掌握住这一个小小的方子，你可以用它来泡酒，也可以用它来煎汤，专门用它来治疗体虚无力。

如果想要效果更好，多加 30 克仙鹤草。仙鹤草又名脱力草，治疗人干活以后劳累，力都脱了接续不上，卧在床上怎么也恢复不了。把仙鹤草加进来，这个汤方就是民间的大力方，服用以后，气力会倍增。

当你们练功时完全没有杂念之后，我就会去山里和药农采这些药来煲汤，然后大家喝了再去石溪纵跃，再去爬山，再去负重，体能又会突破一个层次。

但你们妄念如果很多的时候，这个汤吃下去没用，它只会助长你的脾气，还会遗精。所以对肝郁的人不可以轻易用补药，一补他就暴怒。只有心性很平静，你吃下去才会受用。

昨天，进叔坐车进来跟我说，你为什么不让大厨他们吸烟、喝酒、吃肉，没有这些酒肉怎么有力气干活？村民们平时想不明白。

我就问进叔，你们现在有谁干活能干得过他，没有，所以干活不是靠酒肉，靠酒肉干活有不良反应，第一它产生湿热，第二产生脾气。力大，脾气也很大，虽然活干好了，身体却很差。靠这些清淡的素食干活，第一不会有湿热，第二他的脾气能降到最低。

所以我对进叔说，那段时间我出去，你给他酒肉吃，是在害他。他听了才知道自己错了。如果酒肉能把人养壮，那外面每个人都应该很壮，结果却不然。因此必须依靠专注的修学和锻炼。

好，我们再看湿热。

有一个捕鱼的村民，他常年半夜去山里抓青蛙、电鱼，他来的时候说两条腿已经没力了，连上楼梯都抬不起来，现在晚上也没办法捕鱼了。

我就跟他说，我没办法治这个病。他说，你都还没用药怎么就说没办法，又不是绝症。我说，治好了你又变本加厉去捕鱼，到时伤得更重。他说，不去捕鱼了，生活已经过得去了。我说，好，不杀生者有救，长寿自不杀生中来。

当时我看他的尿是黄赤的，舌尖红，舌苔黄腻。这些捕鱼的人一般都好烟酒，常年跟水湿打交道，他需要借点烟酒的火力来燃烧它，而且又经常吃鱼，黏腻在那里，加上烟酒的火热，就演变为湿热。

所以，吸烟喝酒熬夜的人，大都是舌苔黄腻，我闭着眼睛四味药就能开出来。药一下去立刻退了他的舌苔，这四味药大家记住，特别好用，只要是湿热在下焦，腿脚痿软没力，抽筋，走不动路，一用就消。

苍术 20 克，黄柏 8 克，薏苡仁 50 克，川牛膝 10 克。

非牛膝不至膝，不是牛膝药力到达不了膝盖。薏苡仁除脚气而除风湿。薏苡仁这味药能够把脚气、湿浊理顺后，把风湿排出体外。苍术、黄柏一祛湿，一清热。黄柏清热从头至踵，也是四大苦药之一，很厉害。

所以这种湿热熏蒸，口干，口苦，口臭，舌苔黄腻，腿脚没力，用这四味药后就能把湿热排出体外。

我当时还加了几味活血的药，丹参、川芎和泽兰，因为泽兰能活血利水，加快他的血液循环。

他吃了一周左右很高兴地告诉我，第一天吃完药，脚晚上就不抽筋了，七剂药吃完他感觉好像换了一双腿脚。就像把毛巾的湿水拧干，晒干后再拿，就变得很轻。人把湿热排掉后会感觉腿脚很轻，换句话说，凡是腿脚沉重的都是以湿邪为患。

所以从这个角度来看，凡是吃酒肉而致的痿症，用这个思路治疗效果非常好。

我们再看下一句，痹症寒湿与风乘。

痹症是什么？《黄帝内经》里面讲得很明白，风寒湿杂至合而为痹。如果风气盛的话，痹会游走，叫行痹，这叫风乘。

行痹的病人有好多。在农村里你如果会治风湿、颈肩腰腿痛啊，这一辈子　病人都看不完，基本上家家有风湿，户户都有痹症。

我去年回到老家，有一户人家的妇女腿脚痹痛，膝盖周围很厉害，带孙子的时候没觉睡，痛得都下不了床，这边用药酒敷了，那边又痛，走来走去。

我马上想起风者善走而数变，像这种痛走来走去的有两种原因，一种是外感，一种是内伤，外感病以治风为主，内伤病以治气为先。

昨天我们讲到凡是往来像拉锯一样的肝郁，所以我一想到这个，痹症用小柴胡，治疗时好时差，时左时右的疼痛，而且在膝盖周围，膝乃筋所会也。

小柴胡竟然可以治筋骨病，普通人说你这个不是拿来治感冒的吗？怎么拿来治这些风湿痹症？

我告诉大家，善用药，感冒药也可以变通。因为肺与大肠相表里，肺气开，则肠气开，肠气开则小便开，等讲到那里的时候再跟大家分享。

用感冒药可以利小便，用感冒药可以通大便，用感冒药可以治风湿，为何呢？因为感冒药能发汗解表，邪在里面，表解一身轻，就没有痹痛。

古人把汗孔叫鬼门，发汗了，鬼门一开，邪气病鬼就排出来。

所以万病就一条理，病从口入，邪从汗出。

我给他开了小柴胡加加牛膝，又加薏苡仁、白芍，这三味药堪称膝三药，膝盖周围痹痛抽筋都有奇效。牛膝 15

克，薏苡仁 30 克，白芍 20 克。同时叫他用艾叶加姜煮水泡脚。

两个多月的膝盖痹痛，打了止痛针还吃了各种各样的药都没有治好，用这个思路三天就好了，吃完 7 剂药回来，腿脚又恢复正常，所以这就是风邪盛的痹病要治肝。

我们再看寒邪重的痹病。

风性多的叫行痹，而寒性多叫痛痹。

寒痹多见于经常居住在地下阴冷地方的人群，还有经常接触冷水的人，像餐厅里的服务员、帮忙洗碗的阿姨。

有一次过年我去一个高中同学家里，他妈妈就是在外面帮人家洗碗，一天要洗千百个碗，手都洗得僵了，到过年的时候做饭连锅铲都拿不好，手僵硬，关节屈伸不利，常痛得晚上惊醒过来，要抱着热水袋睡觉。

凡是喜温者皆寒证也，凡是喜欢晒太阳，喜欢温暖的人体内都有寒。这是人体的自救反应，我们要巧用自救反应来诊断疾病。

治疗手部痹痛要用浓浓的桂枝汤，这是治肩周手臂痹痛的特效药。桂枝 30 克，白芍 40 克，生姜 20 克，大枣 10 枚，炙甘草 10 克，还加了红参 10 克。

诸痛痒疮皆属于什么？属于心。所以痹痛严重者还要强大她的心脏，桂枝汤能温心阳，制阳光，一加上红参气阳并补。

我叫她煎药吃了，晚上用这个药渣煎了再加一点点醋泡手，泡完手再泡脚，她吃完七剂药后，手部的痹痛就消失了。她很高兴，痹痛是她心头之大结，我们通过强心治好了她的痹病。

我让尽量她换一个不要靠近水的职业，倘若不换职业，以后再伤起来，用这些药效果就没那么好了。客家人说“翻病不翻药”（客家话），就是说你如果再得了这个病，再用这个药效果就不理想。

我们再看，还有一种湿性偏重的情况叫浊痹，重浊的浊。患了这种痹病，会觉得身体很沉重，要走几步都很懒。

湿痹最常见于懒动的人，屁股一堵，坐久伤脾，伤肉，留湿。

有个收电费的大叔，他常年坐在椅子上，即使没人他也不想起来。久而久之，一分懒气，一分湿，十分懒气，十分湿。

他的腰痛得他坐立不安，到最后，晚上躺在床上，第二天起来就僵硬，要活动好一会儿才能灵活过来。

他当时来看病的时候，我记得师父也在。师父说，这个就是没病找病，就是欠运动。腰者转摇之府，要劈腿和转腰。

我当时就给他开了肾着汤，苍术、干姜、茯苓、甘草四味药。凡是腰部被湿气附着住，用肾着汤效果很快速。还加了活血的续断、杜仲、川芎、丹参。

为何要加活血的药？因为血不利则为水，血液流通不顺利，局部会停水积，很厉害。

他吃第一剂药就有感觉，腰痛减轻，连续吃完 10 剂药，几年的腰痛就好了。

当时我们觉得这个肾着汤太好用了。我告诉大家在南方治疗一些腰腿痹痛，有两个方子。如果是寒湿就用肾着汤；湿热用四妙散。

这两个方子你去辨证，若尿很清澈，舌苔白，就用肾着汤；如果尿是黄赤的，口臭，舌黄腻，你就用四妙散，基本上用这个思路治疗，八九不离十。

在此基础上，你再加减几味药，血瘀者加活血药，气不足者加点补气药，风气盛者加点祛风药。

好，这就是“痹症寒湿与风乘”。

如何分清寒重、湿重，还是风盛呢？

寒重是以痛为主，湿重是以重浊为主，风盛是以游走性疼痛为主。

好，下一句，“四种遗精，心肾不能既济”。

遗精有很多种，其实不止四种。这里要讲的第一种是，思虑过度，气不摄精。

那天有位老师过来，说他经常遗精，身体很差，腰很酸，他说他不想遗，但又控制不住，问我是什么原因？我告诉他，思虑过度，心动则精走，所以你控不住。所以这样的情况，只要多做体力活转移注意力，晚上一觉到天亮肯定不会遗精。

第二种，是色欲太过。

伤精导致精关不固，孙思邈讲过，恣其情欲则命同朝露。一个人放肆、放纵自己的情欲，那生命就像朝露那样短暂。

印光大师讲过，色是少年第一关，此关打不破任他才高绝学，终无受用。所以孔老夫子说，人年少戒之在色。

凡是精能守得好，他不是筋骨肌肉壮满，就是大脑灵光。精守不好，体力和智慧都会流出去，叫下流。《论语》上面讲，君子上达，而小人下流。

其实就是这个精气神的管理学，人之有精尤木之有脂。一个人有精就像那个树木有脂一样，神得之有如鱼得水，气得之有如雾熏山。

我们看，为什么龙山这么秀丽？因为它有两条水汇聚，汇聚成中间的大池——潭水库。它就气蒸云梦泽，波撼岳阳城。我们早上上来做早课，你就能看到这种云蒸霞蔚的气象，满山都被这些津液滋润，所以龙山的草木特别茂盛、油绿。

昨天有人进来问，你们这里的菜怎么长的这么好看？我们下面农场都没办法种出这种菜。因为我们有这个地利，好的环境。

第二种就是思虑太过的遗精。

第三种呢？是营养过剩，所谓饱暖思淫欲。

上次有个遗精的小伙子，不管他怎么治都治不好。

我问他家里盖什么被子？他说，盖最好的蚕丝被。我说，赶紧把蚕丝被换成薄被子，那种最朴素平常的棉被，盖下去不会很软很热的。

他听从了，换掉了蚕丝被，再加上晚上不吃肉，遗精问题就解决了。

其实就算你辨证、用药再厉害，如果你找不到晚上吃肉和盖蚕丝被的问题，你还是治愈不了他的遗精。

为什么？饱暖思淫欲。吃太饱、盖太暖，他的精关自然就会动摇。以前人读书能够成就，都是过着比较贫寒的生活。

我告诉大家，吃得清俭不是在虐待你们而是在保护你们，如果你认为是在虐待你们，是欲望在做主。狡猾的欲望在怂恿你靠近肥甘厚腻，所以在读书阶段，人一定要清苦，精华才会往上走。

好，第四种是心肾不交。

常年熬夜伤肾，熬夜的人他肯定不会坐在那里，肯定会看电视或者看手机。一看电视手机，上面火就起来，火一起来下面肾水就烧干，这样心肾不能既济，相火妄动，精关不固。

所以这种类型的人，你不让他恢复正常的生活是没办法治好的，现在的病对于我们医生来说不难治，但是病人要下决心改变。

好，我们再看下一句，“五般黄疸湿热熏蒸而成”。

各种黄疸，身黄、面黄、眼黄，出现这种黄疸黄汁，黄水泛溢之象，为什么？因为湿热熏蒸在那里。

我给大家举一个例子，上一次余老师问我们，你们想想治疗黄疸最好的一味药是什么？

当时我想到茵陈。余老师说，不全对，其实最关键还是大黄，一听它名字就知道，你再黄也大不过它。

大家看，大禹治水前，中原黄水泛溢，那相当于大地出现了黄疸。当时哪个地方泛溢洪水，他们就拼命地去抗洪抢险，找泥沙去堵，刚堵住，一阵大雨来又冲垮。

水患不治，民不聊生，所以水利不兴，农利不稳。我们种菜第一步要干什么？要把水利清通。田埂的水利疏通好，菜就能够长起来。

所以大禹他很聪明，他并非哪里出问题才在哪里下手，而是沿着河道往下游走。结果发现，居然在下游有个地方叫龙门山，这个地方两座山夹在一起很狭窄，黄河水下来后，来不及流到下游去，它就会反逆。反逆上来的水来不及流走，上面又继续下雨，所以越来越满，所以流的少，而雨下的多，中上游就泛溢。

这就好像一个人的脾气越来越大，又不懂得放血，脑血管就容易破开。所以为什么对于脑溢血突然出现时，赶紧在十宣放血，就是泻火。火一泻，大脑就清醒过来，最起码手上出血了，大脑不出血。

所以大禹他也懂得医学，他要给黄河放血，怎么放？派大量的人凿开龙门山，水哗啦啦往下游去，上游水患就得治了。然后，再下大雨，就流到下游去了，所以有句俗语叫，大禹治水，堵不如疏。

再说黄疸，为什么新生儿那么多黄疸？他出生后身体的排浊能力还没建立起来，等他胱肠一通畅，那些黄水就能排的很快。

医院里有一种注射液，是由茵陈、栀子、大黄做成的，专门针对新生儿黄疸，能够起到通利胱肠的作用。大黄配茵陈能清利胱肠，加栀子清利三焦。

普通的黄疸，突发的叫急黄，是湿热，这方子下去就管用。如果是寒湿，黄疸已经拖了几个月甚至几年，身体都萎黄、暗黄，先用茵陈术附汤，茵陈、白术和附子。

如果我们临床上能读通这个道理，都可以美容。经常有人形容老了的妇人为黄脸婆，或者人变苍黄，叫人老珠黄。

凡是这些身体黄暗的，我们要怎么帮她美容呢？最重要的要帮她清理胱肠。这是由于邪气排得不够快，排泄功能减退，排得够快身体就不黄，。

好，我们再看，“眩晕者无痰不作”。

人会眩晕有四种原因，痰只是其中一种。

古人讲，无痰不作眩，无风不作眩，无火不作眩，无虚不作眩。风、火、痰、虚都会令人摇摇欲坠，产生眩晕，痰是其中最常见的一种。

我们看病时，总能碰到头晕的病人，一般胸中有痰导致头晕眩，我们用二陈汤加蔓荆子、川芎。而风邪偏盛满头，头晕像感冒一样，我们会用解表的川芎茶调散，表解一身轻。

还有第三种，火邪偏盛的眩晕。一个人生气，血压高，面红目赤，脖子粗，一摸他的脉象弦硬带数。这是火气上攻，天麻钩藤饮，风火平，连风带火都能平息下来。天麻钩藤饮专治眩晕与耳鸣，这种眩晕还带着耳鸣，嗡嗡响。

常有老爷子来说，他跟老伴又斗了嘴，看了不平的事生气，不仅耳朵响，头也晕，这种要用天麻钩藤饮。

还有一种，各种眩晕到最后都会出现脾肾两虚，叫无虚不作眩。一个人亏虚过后，脑子里缺血、缺气。

《黄帝内经》上讲“髓海不足则脑转耳鸣”。你的髓海空虚，脑瓜子就晕晕转转，耳朵嗡嗡作响。这时，我们中医直接给他填补髓海，用六味地黄丸，同时也能治眩晕。

好，下面再看“消渴者无火不生”。

一个人口中干渴，上焦属于肺，平时喝水很多。中焦属于脾胃，吃东西老是不解饥，叫善饥。下焦属于肾，小便非常多，饮一杯水等一下就要上厕所，很快。

这些消渴都是因为有火气在煎熬脏腑，如果我们把这个火气认真的分析，你会发现之所以这么多消渴的病人，就是无事常生烦恼，一分烦躁一分火，念念烦躁就念念火，火一起来水就被消耗掉。

有句话叫作“焦头烂额”。焦躁，一焦就干燥，所以消渴、干渴的病人啊，你给他滋阴还不是治本，你要想办法给他缓解焦虑。

有个消渴血糖高的病人，血糖达到 11 毫摩 / 升。我当时没给他开任何降血糖的药。他一来问我有什么药能降血糖血脂。我问他睡觉怎么样？他说翻来覆去睡不着。我说，酸枣仁汤加甘麦大枣汤，先缓急睡个好觉。他问，这方能不能降血糖？我说没有，全部是治你睡觉的。他说，我不要治睡觉的，我要治血糖。我便说，你先治好睡觉再谈。

吃了15剂药后睡觉变好了，他的血糖也降到了7毫摩 / 升。

你想一想一个人睡觉好了，藏精功能就加强，他那些血糖就不会随便升高。所以提升睡眠质量乃治疗各种疑难怪病的一条捷径。当你觉得这个病不好治，那个病难医，不知道从何入手，毫无头绪时，两条路：第一，把他的胃调理好让他能吃；第二，把他的心调整好让他能睡，能吃能睡何病之有？

讲到这里，我告诉大家我曾去拜访一位老先生，这位老先生也是一招鲜吃遍天，一个方子打遍千万种疾病，但是他这方子也是有变化的。

他就是用二陈汤加了酸枣仁、远志、石菖蒲、茯神。我一看就看出了道，这不是十味温胆汤吗？里面既有温胆汤降胆胃，让人能够纳食，吃饭知香，又有酸枣仁、远志、石菖蒲能够安神，令心肾既济相交。

所以病人吃了他的药都反应，胃口好，睡觉好，然后其他病就慢慢好了。凡是生病的人有哪个人真正胃口好，睡觉好的。基本上都是胃口不好，觉难睡。

所以十味温胆汤大家回去好好研究。你在治病百无头绪的时候想起它，如果病人舌苔腻比较严重的时候，你就多用温胆汤。

如果失眠症状比较厉害，痰湿比较少就加酸枣仁、石菖蒲、远志，这安神上多用点功夫，合欢皮、首乌藤都可以用。

虽然说，消渴者无火不生。我们不一定要清火，心主火，我们给他宁心就可以退火。心静则肾水自生，欲寡则心火自降。一个人心一静，这肾水就生起来了。他不会处于焦虑烧水的状态，欲寡则心火自降。

酸枣仁汤就是让心静和欲寡的方子，合甘麦大枣汤就能够让人的脏腑不焦躁，不焦躁就不消渴了。

所以消渴最难过的不是药物关和降血糖关，而是情志关。你有没有办法用药物帮病人变得不焦虑？有的话你就基本上遏制了消渴的发生，还有很多怪病的咽喉。

好，我们今天分享到这里，感恩大家！

（蒙　群　听打整理）

不寐者，痰火旺而血少。多睡者，脾胃倦而神昏。大便秘乃血液燥结。小便闭乃气滞不行。痔疾、肠风湿热所致。发斑、瘾疹风热所成。

第11课

好，我们现在讲《病因赋》第 11 课。

“不寐者，痰火旺而血少。”

睡不着觉常见的有三种原因，第一种为痰多。

为什么痰多人会睡不着觉？因为心主神志。痰多会蒙在心胸，人晚上睡觉时阳入于阴，阳神要入阴脏里去。当心神要进到心里去，发现心周围都是痰在阻挠，进不去，叫阳不入阴。

打个比方，就是当我们想要上床睡觉的时候，发现满床都是潮湿的，被子也是湿的，你说我们在床上能睡着吗？所以痰湿重的人吃安眠药效果也不会好，因为安眠药强把你安下去，痰湿却除不了。

有个卖茶叶的老板长期失眠，他不喝茶了还失眠，肥肥胖胖。我告诉他，肥人多痰，你肚子和心胸都是痰。他说是啊，每天要咳很多痰，吃完饭就要吐痰。我跟他说，痰生百病，你现在是失眠，将来是心脏病，尤其是肥人肚子很大，心脏就很差，肚子大一分，心脏压力就大一分。

所以大、小鹏你们到山里来训练，不仅仅学点医学知识，更应该学会如何让未来的生命活得有质量。这个比简单学点知识更重要，你要学知识，只要专心，在哪里都能学到。

北中医的精品课程，你能学下来就出师了。但是你如果不练好身体，将来还没把病人治好，你自己就累倒，病人还没问题你就很烦躁。医生首先把自己的身体调理好，不要让自己处在痰湿体质状态。

这位老板每天屁股一坐就是一上午，再一坐就是一下午。懒一懒，多喝药一碗。我跟他说，这失眠太简单了，三剂药就可以把他拿下。什么药呢？去痰的二陈汤，加活血、宁心安神的丹参、石菖蒲、酸枣仁、远志，不到十味药。

然后再叫他下午有时间赤脚走路半小时。晚上睡得雷打不动。他说吃了这个药怎么还有减肥功效，裤带都松了。前后吃了半个多月的药，大便排出很多痰浊来。我们并没有用大黄，只用活血和祛痰，痰去一身轻。

他平时很少运动，身体一旦开始运动的时候，那段时间的减肥效果特别好。像鹏昱刚进来的时候一个月可以掉十斤。

第二种失眠是火旺型。

心主火，晚上睡觉的时候，你火要静下来，就像你晚上睡觉，心要回家，发现着火了，它家门都不敢进，所以游在外面。

现在之所以那么多人失眠的，是因为电子产品越来越多。声光电热能的东西一刺激，火曰炎上，所以我们现在只要用电的，通电的，它在五行属性里都带有火。

为何我们山里学生住的房间，我们都没有给通电，只有隔离一切引起人烦热的东西，再让他读书，效果才会好。

以前能够修炼有成的一个是什么？一个是深山老林，一个是乡下，反正不是闹市。因为那地方环境清静，人睡眠质量高。睡眠质量高，脑子就灵活，所以想要脑子好，先把睡眠调整好。

在我们镇上有一位打铁的，以前他做刀很出名，现在已经被大厂的机械化所取代了。但是他做的刀子在当地还是很有口碑的，像叔公买的这些老镰刀很好用，用了几十年，都是他手工打出来的。

这些打铁的人有一个特点。打铁时要对着火，就像电焊工一样，火能够消耗阴液，所以打铁的人一般口干舌燥，晚上睡觉不好，而且人很消瘦。

我看他舌尖红，小便赤涩，属于心火旺失眠，这种不寐就用导赤散，非常好用。导赤散加丹参、石菖蒲，治疗失眠效果很好，大家可以回去临证试效。只要舌尖红，尿赤，脉数，吃下去脉就平息下来，尿就变清白，心就变清静，神就安，睡觉就好，这是心火重。

像这种打铁的人，还有厨师，平时跟火打交道比较多，可以用点沙参、菊花、玉竹、麦冬来泡茶，可以清心养血，提高睡眠质量。

还有第三种血少的失眠。

这种血少失眠在更年期前后的妇人还有贫血的女子身上很多见。通常这样的病人来时嘴唇白，脸也是白的，讲话有气没力。一问，就是睡觉不好。

怎么办呢？用归脾汤。归脾汤对治贫血、血虚失眠、妇人血少不寐是特效药。因为它让脾胃生化气血足。

为什么血少会失眠？好像这个神要回家了，一发现家里米缸也没米了，油瓶也没油了。看来家里待不住，进不来，叫阴不涵阳。我们只需要增加心脏、脾脏的血液量，它的神就安了。

假如你明天没米下锅了，你今天晚上能睡个好觉吗？当然睡不了。你身体心肌如果缺血了，你能睡好觉吗？不能。

所以对于这种贫血导致的失眠，比如放化疗后、大病重症晚期，我们用一个五红汤就搞定了。红豆、红衣花生、大枣、枸杞子和红糖。把这几样煲成汤，口渴的时候喝上一两碗，就可以把妇人的贫血、心脏的缺血养回来。

当然，还有一种是病后体虚睡不着觉。许多大病或者久病、老病过后，身体太虚弱，脑子静不下来，中医叫土气不够，不能伏火。

这样的人常有口腔溃疡，容易焦急，容易紧张。我们中医用六君子汤加黄芪、酸枣仁。

奇怪，六君子汤能够治失眠，它的道理是什么？因为脾虚过后，制不住心火。我们增强土气，使土能伏火。

所以古人很奇怪，他发现这个道理， 重用炙甘草居然可以治疗虚火上炎的口腔，用六君子汤居然有助于治疗虚火上亢的失眠。

这里还要跟大家分享一个小经验，就是有些人很难入睡，酸枣仁要用炒过的。你单纯用炒酸枣仁研成粉末，加点莲子心或者竹叶煎汤水来送服粉末就能安神。因为莲子心和竹叶能引入心经，它们都是植物的心，以心入心。

还有一种睡眠质量差的情况，整天都睡，但是和没睡一样，这种多睡有质量不高的，我们用生酸枣仁。

我们再看下一句，“多睡者，脾胃倦而神昏”。

多睡在哪里经常能看到？在学校。特别是上你不喜欢听的课，你就多睡了。还有，如果你属于痰湿体质或者熬夜，白天你就打不起精神。

为何多睡的人大多脾胃虚弱，脾倦呢？因为脾胃主升清。当它升不起清气的时候，就会困倦，脑部昏昏沉沉。脾虚则九窍不利。你那个脑瓜子想问题就很缓慢，很昏沉。

在大学的时候我们有一个同学黑眼眶很厉害，他即使早睡了，第二天上课上到第三节课他也要睡，如果不睡的话他就扛不住。

他后来找到我们教授经典学的刘老师。刘老师说，你这个脾虚啊！肉都松松的，买些补中益气汤吃。当时在学校不方便吃汤剂，他就买了丸剂，吃了一段时间，第三四节课就不用睡觉了。

当时如果有第三四节课，到操场上再跑几圈，我觉得效果更好。因为运动能健脾，补中益气汤能健脾，还有少思虑也能健脾。

脾虚的人一般上有三个问题：第一个吃太饱，第二个动太少，第三个想太多。回避这三样，你就不会那么晕晕沉沉，老想睡了。

在师父这里要破除睡魔太简单了，就是踢腿。很多嗜睡、昏沉是假象，白天你去运动一番，就会发现很有精神，等你晚上睡觉，质量会很好。

你如果不运动，不跑步，不锻炼，晚上睡觉质量不高，时间又长，白天读书效率很低。这就是没运动的恶果。我们的读书叫运动读书，不叫呆坐读书。一个人待在卧室、课室里，待久了脑袋是缺氧、缺气的。

在我这里，把运动看成和吃饭、睡觉一样重要。你不可以一天不吃饭，不睡觉，你也不可以一天不运动，而且我们一运动就起码一小时以上。我们应该一辈子树立这种运动健身观。

好，下一句“大便秘乃血液燥结”。

大便干硬是因为肠子里的水少。水少则舟停，水足则舟行。

以前人常观察大自然的现象，有位朱夫子叫朱熹。他发现大船搁浅在河岸边，下了一场春雨，第二天大船在河里游来游去，很轻松，于是他有感而发。

昨夜江边春水生，艨艟巨舰一毛轻。向来枉费推移力，此日中流自在行！昨天那么大的船搁浅在那里因为河流没水，昨夜下了一场春雨过后，水一满，大船就动起来了。

所以很多人便秘是因为血液燥结。

血液为什么会燥结？肝藏血。肝血为什么会少？肝开窍于目。

所以你能想象到一个人老是用眼睛看手机会导致大便秘结吗？你不学中医，你永远也想不通这个道理。但是这个道理却可以在现实中反复验证的。

一个生完孩子的妇人有三大问题：第一，容易感冒；第二，容易抽筋；第三，容易大便干结。这些叫产后三证。所以产后的妇人有两个要小心：第一，要小心风冷，不要吹凉风，洗凉水；第二，千万别玩手机。

因为产后本来就血虚，还玩手机，过度用眼后，等她月子结束，她眼睛都花了，退化得很快。

所以有位妇人找到余老师，说她坐完月子，眼睛严重近视，退化得吓人。老师看她还带手机，便说，这种情况，手机再玩下去大便也干燥，津液都让眼睛给消耗掉了。她说，她现在就是大便干燥。余老师说，那东西别玩了。

余老师开了四物汤加枸杞子、菊花。一吃眼睛明亮，大便通畅，由此可以证明过度用眼会导致大便干结。

当然还有一种情况，到了秋冬天，尤其是秋天天气干燥，你会发现好多人皮肤干裂，大便干结，排不出。中医学认为，这种情况是燥邪伤了津液，应该养血润肠。所以用四物汤加杏仁、火麻仁两味药，针对燥邪伤了肠道，伤了肺，因为肺与大肠相表里。肺燥还经常咳嗽，干咳，大便干涩，可见脏腑是相通的。

肺和大肠是互为夫妇的，一方有难，另一方就会相互接济，一荣俱荣，一损俱损。杏仁能润肺，火麻仁能润肠。这两组仁类药能够从口腔一直润到肛门。所以这组对药配合四物汤就能够养血润肠，对于贫血的大便秘结也很管用。

我再跟大家分享一个大便秘结的治法，叫宣肺通肠法。这个法门是有来由的。

一位病人有习惯性便秘，有一次感冒，他就去买感冒药，他发现，这感冒冲剂一吃感冒好了，便秘也好了，但一段时间后便秘又发作，三五天一次。

他想到以前用了那么多大黄、番泻叶，我何不试试上次感冒吃的感冒冲剂呢？于是就买来吃，一吃大便还挺通畅的。他就在琢磨，想不通这个道理，感冒冲剂没有写治便秘，怎么能够治便秘？

中医学认为，肺与大肠相表里，宣肺即是通肠。《黄帝内经》讲，上焦开发，宣五谷味，熏肤充身泽毛，若雾露之溉。如果我们的肺开张得好，五脏六腑就会布满津液。因为肺主宣降，它的津液宣出去又降下来，好像我们开水龙头。

这样的习惯性便秘病人一般还带有一点点抑郁。诸气膹郁，皆属于肺。宣通肺窍，大便通调，二便通调。

所以有位老中医用风药专门治疗老年人习惯性便秘，病人只要有怕风冷的症状，用药后效果很好，就是用荆芥10克，防风10克，泡水喝，就这么简单。

好，我们再看下一句“小便闭乃气滞不行”。

小便闭住了，气机通不过去。当时我学《黄帝内经》，读到一段说，“膀胱者，州都之官，气化津液能出”。

恰好碰到一位老人，膀胱里有积液、积水，屙尿很辛苦，走路也颤颤巍巍，医院当作膀胱炎、尿道炎来治，治了很久效果也不理想。

他的儿子是开车的，找到我，问该怎么办？我说，可以先用姜汤来送服补中益气丸试一下。大家看，有些老人吃补中益气丸效果不大理想，但你用姜汤送就不一样。

以前他老爸也吃过补中益气丸，觉得普普通通，没什么明显效果，很多时候吃药后看不到疗效，是因为你没有灵活应用。

姜汤能够振奋胃气，开表气，还能气化膀胱。他一吃完就觉得，吃这药最大的效果就是尿哗哗地往外流。当时他不解这里面放了什么利尿的药，会不会有不良反应？

我说，放心吧，那里面没有一味药利尿。补老人家的中气后，气足则尿量增大，好像你玩那个注射针一样，这边用力一推，那边针水就被挤出来。

所以老年人好多有尿积，屙尿不畅快，排不净，用姜汤来送服补中益气丸，效果还挺不错的。因为脾虚则二便不利，所以姜汤起到气化、通气的效果。小便闭乃气滞不行。他吃完后尿量增大，腿脚都变得轻松。

我从此领悟到，人老了腿脚会沉其实是膀胱排尿功能减退。如果他排尿功能增强，肾主气化，那主腰脚的能力就强。所以你遇到腿脚不灵便的老人，用药里适当用点肉桂或生姜，启发他下焦膀胱气化。他就觉得吃你的药还想再来，因为小便量多，腿脚轻松，上楼梯也有力。

还有一个古代的医案，有个人小便不通，服各种利尿的药都没有效。后来碰到一位医生，告诉他，这不就是气滞吗？

什么叫气滞？脉象摸上去有郁结。凡郁脉皆气滞也，都有气滞在里面。所以用一味药皂角直接通气，皂角炒焦后，打成粉末。大家知道皂角能让人连续地打喷嚏，通气的功能很强。这位病人把皂角做成蜜丸，用米汤水送服，才吃了七丸就好了。

皂角能通诸窍。凡人身体诸窍郁闭，以皂角来开之。我们看皂角有个特点，它是带尖的，凡是尖的，锋利的，它就有开破的作用。所以将军是带刀的，带尖的药一般是入肝的，有一股勇气能通行诸窍。

好，我们再看“痔疾、肠风，湿热所致”。

一个人有了痔疾，是因为下焦有湿热，好像树会长霉菌。我们看长霉菌的树它一般生长在什么地方？潮湿、阴湿。我们劈柴时常看见，长霉菌的位置一般在最下面，特别是靠近土的那一节。而靠近高空的那一节绝对不会长霉菌，它木耳都长不起来。

人体的痔疾在最下面，所以对于屁股族、板凳族、久坐族、呆坐族，痔疾就是这样坐出来的。

其实痔疾很好治。你只要守住这三点，痔疾绝对不会恶化。第一，不要久坐，半个小时就要起来；第二，要少吃辛辣、油腻的食物；第三，熬夜要减少。换句话说，就是运动增多，饮食清淡，加上早睡，这三点稍加注意，再严重的痔疾都会慢慢痊愈。

我们治疗痔疾用得最多的一个汤药就是乙字汤。有些痔疾严重，肛裂出血，大便硬结。

有一个建筑商患痔疾很多年了，每一次连番应酬过后，肛门就出血，他找到我们。我们每次都按惯例，大黄、黄芩、当归、甘草、升麻、柴胡六味药，如果出血再加点地榆、槐花。

一吃完药痔就回缩，减轻。他如果稍微注意一点饮食就不会发作，人要是不遵医嘱，肆无忌惮，那么灵丹妙药都没有功效。所以古人讲，不惜元气，服药无益。方里的大黄、黄芩就具有清除下焦湿热的作用。

我们再看下一句“发斑、瘾疹，风热所乘”。

皮肤表面有斑疹，怎么办呢？你先要问他大便通不通。

这是在学校里得来的经验。我发现现在大学生得荨麻疹、过敏性皮肤病的很多，他们营养很好，牛奶、鸡蛋、海鲜都可以在饭堂里买到。吃进去后血液受到污染，加上运动排汗又少，这些毒通通积在皮肤或者肛门中。

我们为什么每天都要大排汗一次呢？因为每一天的积滞被排出去了，你读起书来，脑袋才是清爽的。大家可以试试看，不运动读书和运动读书是两个效果。你今天不运动，明天精神就差一半，后天就再差一半，大后天就没法读书了，读书的效果非常差，而且你会被懒惰打得毫无还手之力。

当时学校头有几个同学都有荨麻疹，尤其是喜欢熬夜，又吃乱七八糟的东西，那血液一下子就污浊了，血液一污浊，皮肤末梢微神经受到刺激，就会瘙痒，一抓一条痕。

我们中医用什么？你问他大便通不通，不通，就用防风通圣丸。这个药很受医学院校学生欢迎，一吃内通外通，就管个十天半个月皮肤不瘙痒。可是你不去运动，靠药物只是暂时有用而已。

当时我就懂得了用通肠法来治疗皮肤病。为何？医理就是肺与大肠相表里，肺主皮毛。大肠的气不宣通后，肺气就会闭郁，肺气闭郁，皮肤表面就会瘙痒，功能会减退，所以通肠则开肺，肺开则皮肤开合正常。

还有一种皮肤表面有红斑，大便又通畅，不会秘结怎么办？那就用犀角消毒饮，犀角用水牛角来替代。

五味药，水牛角、牛蒡子、防风、荆芥、甘草。荆芥、防风能够把皮肤肌表的风邪给提走。牛蒡子能和甘草一起解毒，水牛角直接清血分里的毒。为何呢？人只要会有瘙痒，斑痒，诸痛痒疮皆属于心，所以水牛角用于清心热凉血。

但是有一些皮肤病很顽固，用药时有效，一停药又加重了。我发现这样的人一般有几个特点，一个是杀鱼的，经常和湿气打交道。一个是农药店的，空气不好，吸到鼻就入到肺，肺遭邪虐，借皮肤来发泄。第三个是家具店，天天接触油漆。第四个是装修的，天天搞装修，吸入很多化工原料，晚上睡觉皮肤瘙痒。

所以病人来的时候，我们还要问他职业是什么。知道职业是什么，你再去对治。如果你得知他是这几个职业的，你叫他有时间要多到外面，或者去跑步、锻炼。

我碰到一位病人在五金店工作，他经常要拉油漆，十天半个月身体就要大痒一次，每次吃点解毒消炎或者止痒的药，症状就能减轻。但是十天半个月又起来，反反复复，最后觉都没法睡。

我刚开始就给他开“威灵甘草石菖蒲，苦参胡麻何首乌，药没二钱酒一碗，浑身瘙痒立时除”。这是《医宗金鉴》上的治痒六药，很出名。一剂下去他就不痒了，可是几天过后他又痒。

我就琢磨不透，你吃了药后会不痒，不吃药又痒，这个药说明辨证是对症的。但随后又会再痒，为什么呢？说明你没有离开致病环境，我一问，原来跟油漆打交道。

所以，我让他每天下午就到公园里赤脚走路，用车子拉些泉水回来喝。我发现几乎所有皮肤病的人，他只要换喝自来水改为喝山泉水，皮肤病都会大为减轻，因为水是山家血脉精。我们喝进来的水质直接决定你的血质，血质就决定你的肤质。

所以皮肤病最常见的有三种。

第一种是皮肤被寒邪所闭郁，按张仲景所说，毛孔“以其不能得小汗出，身必痒”。一个人长期不出点小汗，他浑身都会痒。

有一个在超市里收钱的小妹，她一痒起来浑身上下都抓，我一看她舌头白，就知道这肯定不是毒热，就是在空调房里待久了，就给她开了桂麻各半汤。

张仲景讲，“以其不能得小汗出，身必痒，桂麻各半汤主之”。

桂枝汤和麻黄汤一配，把体表打开，出点汗就不痒了，很管用。你只要看到病人舌苔是白的，你追问他，平时鼻子还塞塞的，明显就是表证，脉一摸上去是浮的，浮为病在表。有一分浮脉就有一分表症。

所以这是第一种表气闭郁的皮肤病。

第二种呢？血液有毒的，就要用犀角消毒饮。就像刚才讲到的，老是和油漆之类的打交道。

第三种，肠胃里堵塞的，大便不通，便毒入血，泛到皮肤来，体臭、口臭的。

这第三种的外国病人也很多，你给他一通大便，血液就干净了，血液干净皮肤病就能减轻。这个是治疗皮肤病的一点小思路，希望对大家有帮助。

如果有人吃素，不吃水牛角，就给他换为丹参、石菖蒲，也能凉血解毒。

好，我们今天分享到这里，感恩大家！

（陈卓玲　听打整理）

耳聋者肾虚之故。目疾者肝火之因。齿疼乃胃热虫蛀、喉痹乃火动痰生。鼻塞者肺气之不利。口疮者脾火之游行。

第12课

好，今天是《病因赋》的第 12 课。

前面讲了大量的内科外感。今天专讲五官科，眼耳鼻舌的问题。

我们临证治病，处判汤药的功夫，治病的神力来自于学习。我发现大家经常学一次就放过，这种厌熟的心态不可以有。你觉得熟悉了，就不去看，不去看就深入不了，深入一分，领悟就提高一分。

当时我在余老师那里学习的时候，老师在关键时刻就会点醒学生，叫学生不要厌熟，一旦厌熟就到了瓶颈。

大家看，哪一类学员进来山里进步最快？那种心很恭敬，觉得这里一切都是新鲜的。

上次芳芳进来，劈柴和跑山，进叔看到都惊呆了，这是不是农村出身的？其实芳芳完全是城市人。还有上一次汪学长跟我们大穿越回来，她以前从来没有走过这么长的路，结果走在我们前面，因为她心里充满了欢喜、恭敬。

所以什么时候你的进步到了瓶颈，就是你开始厌熟的时候。

我每天读《病因赋》和《药性赋》，看这些经典都觉得是新鲜的，就像吃新鲜的菜那么舒服，所以复习是学习之母。这不是我讲的，孔夫子讲的“温故而知新，可以为师矣”。

你已经觉得熟了，其实还不够熟，真正熟是滚瓜烂熟，脱口而出。所以熟能生妙，熟能生巧。最平常的中医基础却能够焕发出最强的辨证思路。

好，我们先看这句“耳聋者，肾虚之故”。

肾开窍于耳，所以老年人眼花耳聋，是因为肾虚了，肝弱了。

肝开窍于目，肾开窍于耳。肝血、肾精不足，耳不聪，目不明。所以聪明的种在哪里？聪明种在肝肾精血足。

这里为什么要大家修学期间严格止语？昨天大厨跟我讲，说他跑山的时候腰也痛了。我说，第一，你动心了，诸痛痒疮皆属于心。第二，止语这一关还守得不够严。

都说聪耳明目，没有说聪口的。所以用眼目的人聪明智慧，用嘴巴则已经落了下乘，会学习的都是用眼睛和耳朵。

我在老师那里学医是问得最少的，我发现好多人问一周的问题比我问两年的还多。

为什么我问得最少？因为我发现，第一老师已经很忙了，根本腾不出时间来为大家做解答；第二，我发现所有的疑惑书上都有答案，所以会读书的人少疑惑；第三，我还发现，老师的行持、治病、汤方，以及平时讲学看似解答别人的疑惑，实则把我的疑惑也解了。

所以你要有耐心，当时我如果匆匆忙忙，三五个月就离开老师，那只能带走几本笔记本和一些经验，绝不可能有今天的沉淀，所以这就是我的经验之谈。

我之所以会对大小鹏讲，你们现在学医才刚刚热身，就像篮球赛一样，为什么热身了就绝对不能再下来？一下来一冷场，你要重新热身就不在状态，就像钻木取火，你钻到木头热了，还没冒烟，但必须经过冒烟这一关后才起火。

所以做到精进你们就还差一点点，这一点突破了，你们以后自主了，就像雄鹰可以飞翔了。现在你们的羽翼还毛茸茸的，从蛋壳里刚刚耸动而已，还没破壳，所以不能急啊！

耳聋，耳为肾窍。你去观察很多的长寿老人，他们的耳朵长，耳垂厚。养生里有个动作就是揉捏耳朵，而且还有一个耳穴疗法，都是通过刺激耳朵的穴位来恢复人体的先天、后天。所以肾气足的人耳朵很灵敏，肾气虚的人，你讲一些什么话他都听不清。

我们看，耳聋有哪些常见治法？

有一种耳聋在老夫老妻里常出现，他们本来肾就虚，然后吵一次架，耳朵嗡嗡作响。奇怪，吵架怎么会伴有耳朵嗡嗡作响？最后甚至听不清楚，要气顺了才恢复。

中医学认为，胆经绕耳，行人体头部侧面，所以肝胆气郁发火的人会把痰浊带上耳窍。一堵塞，耳窍就失去了灵敏，这种因生气、痰蒙耳窍的耳鸣，用什么汤方？温胆汤加柴胡、香附、川芎。

所以耳鸣、耳聋的人问，我这个该怎么治？我问他，耳鸣什么时候加重？他说，喝酒或者生气的时候加重。那就用这个方子。

病人的脉象一般为滑脉或者数脉，把痰浊一往下洗，耳朵就清了，很清晰。

还有些人感冒后会鼻塞，你有没有碰到过感冒后会耳聋耳鸣的？也有。因为七窍相通。有人感冒流鼻水，有人感冒耳朵里都会有痰水，因为痰都往七窍上面涌，堵哪个地方，哪个地方出问题。

在镇上有一位卖鱼的阿叔，他一次感冒，涕涩直流，吃了抗生素还有其他的感冒冲剂，还缓解不了，反而因为寒凉过度导致耳朵嗡嗡作响。

所以你会发现很多耳病，都有生病过后误服寒凉药的经历，所以消炎药用过多后，耳朵听力会下降。普通人可能解释不了，中医学有一个肾阳学说，命门的火被你消减了，那你耳窍就失去了灵敏。

我当时给他开了九味羌活汤，还要加一味石菖蒲。他的舌头当时是白滑的，我便知道有风寒湿束缚在头部，后背部也是僵紧的。

第一剂下去，耳朵就不响了，背部也不僵了。

所以，我觉得九味羌活汤加石菖蒲、葛根不仅可以治疗耳鸣，还可以治疗长期坐空调房受凉外感引起的颈椎病、颈僵，因为它有一派风药，风药有个特点，能开窍。

中医学认为，诸窍易闭。《黄帝内经》讲，人生病了，那些孔窍很容易闭住。

好，我们再看，还有第三种耳聋，这是非常常见的。

叔公有自已的体会，他以前干活劳累过度的时候，耳朵就响，然后眼睛也会花。大家知道他自己去买什么药吗？他是听其他医生讲的，去买杞菊地黄丸，大概连吃三盒就可以管两三年都耳不鸣，眼不花。

杞菊地黄丸，枸杞子与菊花，不但可以明老人肾虚的眼目，还可以开老人耳聋的耳窍。如果你在杞菊地黄丸里再加柴胡、石菖蒲，效果更不错。因为柴胡引药入耳，石菖蒲能开诸窍。

《神农本草经》上讲，石菖蒲可以利九窍。它不但通利耳窍、眼窍、鼻窍、口窍，甚至对前后二阴都有疏利作用。

以前我看到一个报道说，用六味地黄丸加石菖蒲治疗前列腺疾病的效果很好，原理就是利用石菖蒲开前后二阴二窍。所以不要以为石菖蒲只能开上面的窍，比如心窍，那你就小瞧它了，它下面的窍也能开，看你用什么药带啊。

好，第四种是劳聋。

什么叫劳聋？劳累过度引起耳鸣耳聋，这种劳聋一般是耳鸣、耳聋的最后归路。

有些农村干活的老爷子，他们心有余而力不足。今天想要多干点活，结果回去耳朵就闭住了，气不够。《黄帝内经》上讲，中气足则九窍通利，中气不足则九窍不利啊。

有一位专门帮人打井的老阿叔，六十多岁了还经常下到深井地下帮人家打井。他有一次，耳聋得很厉害。因为着急要把一口井打好，打完过后气都快脱了，回到家里耳朵嗡嗡作响。

家里人讲话，他经常回应说，啊？你说什么？说什么？很大声。所以耳聋耳背的人有一个特点，他情不自禁讲话会很大声，因为他自己讲的话有时候也很难听到。

当时他问我，该怎么办？我说好简单，你买补中益气丸和生脉饮。凡是劳力、气脱引起百病，不要说是耳聋，就算是鼻炎、头痛、子宫脱垂、腰酸、肩周炎、背僵，只要是因劳累、劳力过度后加重的，你都用补中益气丸配合生脉饮。

当然前提有一个，他的脉象是短的，陷下去的。也就是说手按下去，没有那种搏指之感，即使脉象偏大也是散的。

张仲景的《伤寒论》上讲，男子脉大为劳，极虚亦为劳。脉象很大，但是很散，按下去没有力，这是劳累过度，脉按下去很细、很弱、很沉，也是劳累过度。

两种都是劳脉，劳脉用补中益气。如果开汤药，用补中益气加石菖蒲。

他吃了几盒药后，耳朵就恢复了。

所以一个小小的耳聋、耳鸣，我们都要分得清它是气聋、劳聋、肾虚耳聋，还是风聋。

下一句是“目疾者肝火之因”。

讲完耳科常见的疾病，现在是眼科了。眼睛的常见问题一般是肝火上炎。

有一位电焊工他一次接了很多活后，想要彻夜完成，结果欲速则不达，工作一个晚上后，第二天起来眼睛都不敢看光了，涩痛。他很害怕。

我说，不管怎么，先拿点桑叶、夏枯草、菊花、蒲公英、木贼熬水，一半用来喝，一半用来洗眼睛。结果两次就好了。

因为肝火上炎，所以用清肝明目法。

一般年少的人得这种眼病大多属于实证，而年老的人眼目的疾病大多属于虚证。突然出现的眼目疾患大病属于实证，暴病多实。眼目疾病长年累月好不了，大多属于虚证，久病多虚，所以治眼也是这个大法，实则泻之，虚则补之。

我去拜访过眼科教授张健老师，他是湖北的中医眼科前辈。我告诉大家，张健老师他是怎么学习的。他以教授、研究生导师的身份却没有停止过学习。

他五十一岁的时候，电脑开始迅速流行，老人家没接触这些东西。女儿对他说，爸爸，现在如果不学电脑就变成新时代的文盲。张健老师听了也表示认同，得赶紧学。就叫他女儿教他输入法。他就用了两个晚上的时间打了一篇八百字的医学文章，在网络上注册了一个账号，从此在那上面天天发文章。由一开始的几个人看，到后面点击率达到几百万。

张老师从 2007 年开始写文章，一直坚持到 2017 年。大家算算他写了多少篇文章，四千多篇文章，平均每天一篇。

他出了三十多本书，从写的文章里淘洗出来的，他还不止著作等身，一天一篇，一年就三百六十五篇，十年就三千六，一十二年就四千多篇。

所以人只要养成一个习惯就够了。什么习惯？每天就趁你闲余之时，写上三五百字的文章，尤其是读书和文字打交道的人得练成这种书写的功夫。

惊天事业书中出，举世文章笔下求。张老师从对电脑一无所知，到现在成为医学界的网络红人。看他的帖子受益的眼病网络众生非常多。

看到这点，我们知道这些前辈之所以厉害，就是专与恒两个字，专心做一件事，然后恒心坚持做这件事。世间成功的两个口诀，专恒而已。

这次拜访时，张老师很谦虚地说，我没什么经验，我的一点点经验是老爸传的。外障眼病当以祛风当先，内障眼病以补肝为主。初起的这些眼目疾病都要祛风清热退翳，因为暴病多风火，而久病的老人，白内障、远视这些久病的眼疾要以补气养血疏肝为主。这样大法已经明白了，我们治眼疾思路就很清晰。

以前经常流行红眼病，现在已经少了。有一次流行红眼病很厉害。我们当地有一位草医郎中开了一个方子，就把周围几百里民众的红眼病治好了。

当时我去看他的方子，组成为荆芥、防风、蔓荆子、菊花、夏枯草、木贼、蝉蜕、薄荷、桑叶，就这九味药。当时一包药不用一块钱，如果家里几个人同时得了红眼病，熬了汤水后一起喝，一剂药就解除。

所以有些人看到红眼病都吓住了。其实你懂点治法没什么好怕的。这是暴病多风火，用一些风药和清热下火之药，效果就很快。

第二个是久视伤血。

有个孩子考试以后眼睛突然间变花了，到大院检查，用了各种仪器，并没发现什么大碍，但是眼睛却迟迟不恢复。

她找到一位老中医，老先生跟他说，眼睛不光明是因为你下面灯油不够，这段时间因为高考熬夜、紧张，大量地消耗肝血，所以你肝血一时接济不过来，加上抑郁，一下子就黯淡了。

现在很多假性近视，只是暂时的肝血不足，如果当成近视，眼镜一配，就弄假成真了。你只要在眼睛视力减退的时候，注重运动和休息，再吃点中医补肝肾的药物，就度过去了，而不是拼命地把眼镜的度数加深。

老先生给她用四物汤加枸杞子、菊花，10 味药以内。因为是女孩子，女子以肝为先天，以血为用。肝血一养足，眼睛就湿润了，她以前说点眼药水，眼睛都干燥，都没用，吃了这个药后，眼睛就湿润，就没那么干涩了。

为何呢？大家说，禾苗的叶干枯了，我们在禾苗的叶上喷点水，还是要在根底下浇点水？叶上喷水是治标，根底下浇水才是医本。眼睛只是肝的叶子，而肝才是眼睛的根。

四物汤就是养血第一方，养肝血，配合枸杞子、菊花，补肾以明目。

好，再看第三条，暴怒后眼睛发蒙。

这种很常见，暴怒后眼睛发蒙者，丹栀逍遥散主之，严重者要加菊花、枸杞子、蒲公英。

张锡纯先生讲过，世间如果都知道蒲公英治眼疾那么神效，那么天下当无瞽目之人。如果眼病初起的时候就知道用蒲公英，那么天底下应该很少有坏眼的病人。

凡是治眼病都要守住两条。第一条，要早睡，睡养眼；第二条呢，要少玩电脑、手机，声光电热能，刺激身体的东西。这两条守好了，你再去辨证，效果很好。

好，这些就是关于治疗眼病的，我们把虚实大概讲一下，然后你们去分辨。

好，下一句“齿疼乃胃热虫蛀”。

患牙齿痛的人很多，所谓牙痛不是病，痛起来要人命。

牙痛首先要分是虚痛还是实痛。痛起来像火爆那样，很快，很猛烈的，这种痛要泻火。痛起来绵绵不休，隐隐作痛，你摸一摸他还舒服的，这种痛要补虚。

泻火的用什么？用清胃散。补虚的用什么？用地黄丸。

这里跟大家分享一个牙痛三药。你不管是哪种牙痛，这三味药加进去，它都有妙笔生花、锦上添花之效。白芷10克，地骨皮10克，骨碎补20克。

什么时候牙痛最多呢？我发现是逢年过节以后，每年过节的时候，亲戚相互走访的时候，我都会被问到牙痛该怎么办？

我说你这个牙痛有两个原因。一个是逢年过节煎炸烧烤吃多了，牙齿鼓了个包。第二就是过年打火花，看电视，甚至通宵打麻将，消耗了肾阴。所以不外乎是清火和养阴两个常见思路。

碰到最顽固的多年牙痛，还要考虑到他阳火不足，要温阳。

所以过年的时候，我就拟了一个方：大黄、甘草、薄荷和藿香。凡是吃了乱七八糟的东西，又久坐不动，胃气下行功能减退，肠腑里有热者，都可以服用。

因为牙龈肉是胃经所主，胃经一堵，牙龈肉就发堵。我们用大黄、甘草通其脱肠。薄荷开其窍，藿香能够祛浊。凡是中焦湿浊酒肉这些浊气，它都能够挥霍掉。

所以这个汤方上次还有人来要，牙痛口又臭，我说，用这个汤方一吃就好，三五剂，平均每味药都是5~10克，小孩子一般用5克，大人用10克。

好，下一句“喉痹乃火动痰生”。

咽喉闭塞，闭阻大多是火气往上窜，把痰带上来，所以咽喉痛的人经常清嗓子，因为既有火，也有痰在那里。

我们临床上治疗妇人咽喉闭阻，有一种症状叫梅核气，非常多。妇人一来说，大夫我这咽部老有一块痰，吞不下，吐不出。

那个东西就是梅核气，你泻火，痰黏黏的，泻不下去，你清热，热下去了，湿还粘在上面。这时怎么办？要用行气和化痰。

所以梅核气有个特效方叫半夏厚朴汤。半夏厚朴痰气舒，茯苓生姜共紫苏。加枣同煎名四七，痰凝气滞此方除。单用半夏、厚朴、茯苓、紫苏这四味药，以姜枣调和，就能治疗七情侵犯的疾病，故名四七汤。

凡是碰到不开心的时候，喉闭加重的情况，我们给她用半夏厚朴汤加逍遥散。合方治疑难，基本上两三剂下去，她咽喉就开了。

她说，我以前吃那么多喉片都解决不了问题，怎么这中药一吃，咽喉就很开朗。因为心胸开朗了，心胸一开朗，咽喉部的痰气就往下掉，浊阴不往上犯。

中医学叫肝郁则化火，火曰炎上。我们一旦把肝郁一松解，痰浊就往下掉。

这里跟大家分享一个案例。有个少年在暑天热的时候，从很远的地方走回家，突然觉得热到咽喉都闭塞，满面发红发热，泪都出来了，话也讲不出，痰火堵在那里。

医生说，这是暴病属火，怪病多痰。给他用朱砂五分，白矾两钱，共同研成细末，冷水一服下去，顷刻而已，没有吃第二次就好了。

朱砂能降清火，白矾可以堕痰。所以火动痰生的症状一消除，喉闭、咽阻就好了。这组对药对于痰迷咽部，非常管用。所以医生又用这个治疗一个痰症讲不出话的病人，药下即已，药刚吃下去，声音就出来了，所以这个堕痰和清火的速度是很快的。

古人用这方子不花几文钱就能解决现在花了一大堆钱还解决不了的疾病，这是中医的强大生命力，在民间备受欢迎的道理。

所以提到这些民间出色的中医，老百姓都竖起大拇指，尊称他们为先生。自古以来能被称为先生的，一个是老师，一个是医生。

好，我们再看一个例子。教师长期在讲台讲课，咽喉闭痛，患慢性咽炎。好多教师都有这个职业病，所以一般教师来的时候，他问我职业病咽炎怎么办？又没办法，必须要熬夜批改作业。

阴伤后，痰火更盛，我变给他用玄麦甘桔，这四味药形成一个药组、药阵，是专对治咽喉的，玄参、麦冬、甘草、桔梗。玄参能把结热痰壅散开来，麦冬、甘草、桔梗能把肺部滋润，所以咽喉吞咽就会利索。

据说现在已经研制出了玄麦甘桔颗粒，这个药对于一些阴伤火炎的人来说还是很管用的。

好，下一句“鼻塞者肺气之不利”。

鼻子堵住，不闻香臭。碰到天气冷的时候，堵得更厉害。这是肺气不宣。

我们碰到一例最严重的病人，家里炒菜的时候，老爷子都要问今天炒什么菜，闻不到那个菜香味。

所以老年有一个特点，他吃饭情不自禁地就要吃盐的，吃得很咸，他身体明明已经高血压，他还要吃很咸，为什么？因为他的味蕾功能下降了，吃不出那种味道，就像现在国外好多人用香水已经把我们呛得不行了，但他还闻不到。当一个人嗅觉和味觉减退的时候，只有一个原因，肾虚伤精了。

所以藏獒交配一次后嗅觉会减半，反应会迟钝，三个月才恢复。军队里的警犬交配一次后，破案能力降低百分之二十，交配两次后剩下百分之六十，交配三次过后直接淘汰。

中医学很厉害，你伤精过后嗅觉会减退，灵敏性会减退。

那天鹏昱跟我讲，老师，我领悟到一个道理，所有成功人士都有一个特点，就是敏捷。

可是敏捷你知道从哪里来吗？从保精里来。你的精气如果保不住，都在玩手机或者邪淫里走掉了，你就会变得痴痴呆呆，学东西不上心，烦恼障就多得像滔天大海一样。一旦把伤精修复，即使坐在这里学习一天你都不累，这是功夫。

昨天大厨说到延长功课时间，那是你们的福气，说明你们现在要开始精进了，只要你有一丝的伤精你都坐不住，让你们惭愧一下自己的定力有多么地差。

精满不思淫。所以挑水的，半桶水的晃得到处都是，满桶水的一挑，它沉淀下来，晃都不晃。精气保持饱满后人是很有定力，定性的。

这位老爷子吃的口味又重，而且鼻子又闻不出香臭。我一看老爷子来的时候腿都是拖着地的。我就给他开了补中益气汤加苍耳子散，苍耳子散就是薄荷、苍耳子、辛夷、白芷四味药。

方歌上讲：苍耳散中用薄荷，辛夷白芷四般施。冲茶调服舒肝肺，清升浊降鼻气通。

老爷子吃完7剂药以后鼻子嗅觉提高，人也显得很精神。更奇怪的是，他尿频急的症状都好了。

我们没有去治他的尿频急，只是开宣他的肺气，以前排尿都排不干净，这个补中益气汤加苍耳子散吃完，每次排尿很干净，而且膀胱储尿能力加强。

有些老人存不住尿，就半小杯的尿他都憋不住。你看肾气足的人，像孩子上课的时候有一泡尿，他可以憋到下课，半个小时没事。

但是年老肾气衰的时候，你叫他憋半分钟都不行，有的才憋了半分钟不到，那个尿自动就漏下来了，这就需要升提他的中气，开他的肺气。

从这个案例，我体会到用补中益气能把中气提升到咽喉上面来，而苍耳子散进一步借助风药把中气再提升到体表。所以单补中益气还治不了气虚感冒，你如果加苍耳子散对于气虚外感、鼻塞，眼耳不利索，还有口中味觉下降，都能有所改善，甚至吃下去脑子就会灵光，一下子回归到十年以前的记性。

还有一种鼻塞，老容易感冒，小孩子多见。因为小孩子病脾常不足，脾虚则百邪欺。

小孩子四季脾旺不受邪，所以孩子流清鼻涕，有些很厉害的，鼻涕流得一尺长。你一看到这个证，我告诉你这个方子一开，吃第一剂就见效，鼻涕缩短成一半，吃完三剂就收回去了。

这就是玉屏风散，要重用黄芪，小孩子都要重用到30~50克，你再切几片姜，丢几个大枣进去，四五味药。

我治到最顽固的一例是，他爷爷带他过来的时候，鼻水一下子掉到下巴来。家里人说是没发育好，鼻水都掉到下巴来了还不懂得去擦。你眼睛一看是清白色的。

诸病水液澄澈清冷，皆属于寒。脾寒伤食所致，所以玉屏风散加生姜、大枣暖脾胃，吃完后，那流了几个月的鼻水就没了。他说奇怪怎么以前老是当感冒治，消炎清火都没管用，清到后来鼻涕都变清了。

其实就是简单的培土育中而已，所以但凡流清鼻涕或者清水，眼睛清水，鼻子清水，口角清水，你都要重用黄芪，一气化清水就没了。

好，下一句“口疮者脾火之游行”。

口舌长疮大多是脾胃有火气，因为脾开窍于口。

上次大厨说，我这个口疮用点煮粥溢出来的白饮敷上去都会加速伤口的痊愈。因为粥是香的，入脾，白饮，白色入肺，能降肺火，肺主皮毛，脾主肌肉，所以有利于皮毛肌肉的康复。

我在这里跟大家分享一个孝敬老人的方子，基本上家家都通用，户户都可行。你家里只要有老人伤口烂了，或者体力差，就好比上次患糖尿病的病人，他脚部伤口打了很多消炎药，老是不愈合，都穿孔成洞了。

用大米、小米煮成粥，就喝粥的上半层，那个粥油，那一层就是走我们的脾胃和肺，能够生肌肉。古人讲，粥油之功有胜于熟地黄。

粥油这味保健品像人体的肾精一样，黏黏的，它养阴的功夫比熟地黄还强，为什么？因为胃差的人吃熟地黄还不开胃，还逆嗝，不舒服，但你吃粥油容易消化、吸收。

为何呢？粥油里头放了小米，产后小米胜参汤。谁最虚？要说比虚，没有人能够比得过产后的妇人，但是产后的妇人都能靠粥油把身体养起来，何况是普通的病痛、伤口，体虚劳累呢？

所以粥油煮好放在那里，白天不用喝其他水，渴了你就喝粥油，饿了你也喝粥油。喝了过后，血液都变清晰了，局部伤口恢复很快。半个月下来，他那个伤口就慢慢长回去。所以我想到糖尿病病人的伤口难以愈合主要还是脾虚，脾不主肌肉，直接用粥油来养。

用药主要为参苓白术或者补中益气，对于慢性的、后期都变白的伤口，服用这个可以愈合伤口，长肌肉。

还是那句话，口疮你要分急性还是慢性。急性多火，慢性多寒，突然出现的是急性，缠绵几个月的是慢性。

急性的口疮老师会用到石菖莲饮，黄连和石菖蒲。慢性的口疮会用到补中益气汤或者理中汤，这个在我们的书里有很多案例。

这里再跟大家讲一下口部的一些特点。有人服了大量凉药后口疮还不好，你换一种思路，用理中汤，口疮就好了。

所以病人有的时候经过别人反复治不好，你别急着下药，先看病人以前用什么方子，我们要反其道而行。看病人的方子和问他什么时候加重，这是洞悉疾病阴阳寒热的两招妙法。

如果他前面吃了大量补药好不了，便给他通。用了大量清药好不了，就给他温，换一种思路就换一种出路。他吃了大量消炎药好不了，我们给他补脾胃。

有个口周长疮的病人，烂了七八个疮，苦不堪言，堪称千疮百孔。医生问他以前吃什么药，消炎药，泻火药。他赶紧开补中益气加肉桂，这么火气的药谁敢吃啊？不是火上浇油吗？

他也懂点中医啊！他说，你放心，你这个是没火了，疮面是白色的，而且凹陷下去，应该补益肌肉，让它长出来，一吃就舒服。果然，病人吃完5剂，创面就慢慢长起来了。

可见，即使别人走错了路也能给我们启发。所以会学医的人不会去怪怨别的医生不行，因为别的医生最起码给排除了一条路。

所以物理学家、科学家，如爱迪生，他们做了几千项实验，那前面所有的失败都不算真正的失败，而是为成功之路铺石头。

你们现在如果还认为自己哪条路走失败了，那是你们脑袋还没转过来。在任何境遇里它都是在成就你，你要善于观察，不能抱怨，抱怨是没福的表现。

好，我们再讲一点，一般心热的人口会苦，用泻心汤主之。一个人热到一定程度，都热焦了，所以焦是苦味，这时用泻心汤。

脾热的人口会干，所以泻黄散主之，吃了太多乱七八糟的东西，阻在中焦，口干干的，不是滋味。现在很多人为什么要喝茶？因为他吃太饱、吃撑了。

所以有人问我，茶叶可不可以常喝？我跟他讲，你只要七分饱，你用不着借茶叶来消化。你如果经常暴饮暴食，你常喝茶叶也没用。偶尔茶叶辅助，提神醒脑可以，但是依赖了就不行。当你很依赖，很想喝茶，说明你体内肚子有积，缺乏运动。

好，肺热的人口会辣辣的，泻白散主之。肺热的人经常吃辣椒，口辣辣的，肛门也辣辣的，灼热的，怎么办？泻白散，桑白皮、地骨皮。

老师一摸到右寸脉肺部亢盛的病人就问，你是不是有痔疾？病人很惊讶地说，你怎么知道？肺与大肠相表里，肺热则借肛门来泻浊，所以肛门是热的，就像摩托车机头很热的时候，那火烟筒也是很热的。机头凉下来，火烟筒会慢慢凉。

中医通过泻白散把肺的脏热泻下来，称为“脏邪还腑”。

好，下一个是肾热则口咸。

口中老咸咸的，肾怎么会有热证？阴虚则火旺。用知母、黄柏、肉桂，这叫滋肾丸，又叫通关丸。

还有肝热则口既酸又苦，不是滋味，用柴胡、龙胆、牡蛎。

还有一种六腑有虚热，病人觉得口淡淡的，吃什么都没味道，用补中益气。一补起来，他口中味觉、嗅觉和饥饿感就恢复了。

如果嘴唇干裂呢？乃血液不养，脾血不足，用归脾汤，使脾主统血，则脾开窍于口的功能加强。

现在很多人秋冬天口唇干裂，特别是妇人，你一去问她，都是思虑过度，心脾血少。

好，我们今天分享到这里，感恩大家！

（陈卓玲　听打整理）

女人经水不调皆是气逆。妇人心烦潮热多是郁生。带下沙淋由于湿热。崩漏下血为损任冲。胎孕不安治有二理。产后发热原有七因。

第13课

兹有七十四种之病，略举其概而赋云。欲知其备，后论详明。看方犹看律，用药如用兵，机无轻发，学贵专精。

好，今天这节课已经到《病因赋》的尾声了，理论到了尾声，实践才刚刚开始。

所以我说，大鹏，小鹏你们如果说是想学点医术、方药、治病的方法，这《病因赋》我们过了一遍，基本上就理顺了。

如果明年要再来的话，那就不是这样了，小成靠术，大成靠德。就是说你人生如果想要有一点点小成就，你只需要精研一术，一技便能养家糊口，这是毫无疑问的。

当时我在余师那里，我只买了火车票，带了几百块钱，回程的火车票也买好了，而且定的是 15 天，我 5 天就基本把老师的脉学过来。创涛在药房 10 天，一般药材的鉴别方法就学到手了。

我当时认为自己出来开间药房也绰绰有余了，生计不忧，又可以学好中医，当时就准备要南下了。老师晚上约我们两个到外面吃饭，吃饭的时候，还想到要回广东了，要怎么开药房。

老师喝了两杯小酒，跟我们讲，你们文笔还不错，如果就这样回去开间小药房，太屈才了，不如做中医普及。当时老师就有给我们付法的味道。

你适合做什么在老师心里很清楚，在佛门里叫授记，就是佛陀看到弟子便知，阿难你这个多闻第一，你可以记诵这些经典；这个目犍连神通第一，可以靠方便善巧帮人；这个大迦叶尊者苦行第一，可以给世人示现以苦为师。每个弟子都可以给他授记，告诉他们将来可以干成什么事业，很厉害。

老师最厉害的教学之道就是给弟子授记，你能够干成什么，先给你定了，至于你想不想干这个，你自己看着办。

老师从不牵强学生干任何事情，当时我和创涛，犹豫一下，马上把火车票退了，不回去了。准备再干个三五个月，结果一干就是两年，当时还太着急了，如果再待一年会更不一样。

学医要有石上坐三年的勇气，干两年其实只学到一点皮毛而已，如果再干三年，老师的阴阳九针现在已经满天下了。

老师同时开 50 个班，一个班 50 个人，每个月讲两次课，一次课就两千多人听，而且里面还有很多是医院的精英，大学的老师。

我们走的时候，阴阳九针才真正兴起，所以还是急了一年，如果再待一年现在我们就在阴阳九针的风口尖上。

我都有那种急迫感，发现时不待我。大小鹏也一样，上午大鹏跟我讲，小鹏也说，来回的机票钱要一千多块，舍不得。

我告诉你，黄金有价，智慧无价，时间无价，任何金钱都不可能换得来时间，尤其是修学进入状态的时间，是万金不买。

为什么我跟你们讲，如果你们觉得只想养家糊口，告诉你们，这《病因赋》讲完了，足够。

你就反复地听和读，完全能够独当一面。但是你想要人生更光彩，想要帮到更多人，那就要大成靠德，小成靠术。

明年如果真要来，你们要考虑清楚，真想做出一番事迹，你们还要再脱掉一层皮，还要在德和道上精修，而不仅仅满足于一点方术而已。

同在余师那里学医，我真的感受到心量小和心量大的差别，就像萤火之光怎能与日月争光，差太远了。

老师一个人挑中医的大梁，他做几十件事情，每一件事情都是一个人一辈子都难以完成的。老师也是著作等身，他从开药房时就开始写医学心得、医话医案，到任之堂十周年庆，期间没有停止过。

表面上看余师写了这么多书，那是天天笔耕不辍，日诊不断，夜写不辍的结果，这就是余师给我们的身教。

所以说，鹏昱，师父认为你已经很敏捷了，改变很多了。有天下午，我拉你到姜地里去锄草，我发现大、小鹏你们俩敏捷度还比不上一个婉娟，一个蒙群，比不上小萱和明千，做事情的那股灵敏劲儿还不够，不过不怕，时间再给你们长一点，你们的变化就会更大。

好，我们看女人经水不调皆是气逆。

这次开始讲妇科问题了。在道医会上有一个妇科高手，他说，告诉你啊，女人百病调经为主，调经百方逍遥散居第一。所以他带学生啊太简单了，就是逍遥散加减变化，通治妇科常见诸疾。

如果是气滞化火，用丹栀逍遥散，逍遥散加牡丹皮、栀子。这样的病人一来就说，大夫啊我很烦，莫名其妙地发无名火，无事常生烦恼，晚上常睡不着觉，头痛，别人讲一两句话，我就很在乎，而且很容易被点着。这叫气郁化火，用丹栀逍遥散。

有热就有寒，有气郁偏寒者。这样的病人常说，大夫我这个肚子老容易冷、凉，痛经，手脚也冰凉，生气的时候加重。妇人的病多是从气上得的，因为妇人属阴性，气最容易郁住。

这要用逍遥散加小茴香、肉桂、干姜，又叫温阳逍遥散。治疗寒性的痛经，手脚冰凉。所以寒热一分，有什么病都在这里面。

张景岳说，医道虽繁，然一言以蔽之，曰阴阳而已。医道听起来太难学了，那么多知识，但是一句话就能够把繁杂浩瀚的医道概括起来，就两个字——阴阳，而已。

所以病人一来，阴性的，我们给她用温阳逍遥散，阳性、阳亢的我们给她用丹栀逍遥散，妇人常见的气郁诸疾都可以这样用。

妇人心烦潮热多是郁生，妇人在月经前后，或者在更年期前后很容易心烦潮热、失眠，这是气血瘀滞在那里。所以先用越鞠丸开其郁，后用逍遥散调其经，治病像下棋一样，有时候要分步骤的。

上一次还碰到一例更年期的妇人，身体潮热，口干渴，晚上睡不着觉，而且很容易烦恼，烦躁，头也痛。

我一下子就想到妇人心烦潮热都是郁生，她觉得有热好像从骨头里往外散，老觉得怪怪的，这种啊用一味药可以退，就是地骨皮。地骨皮有退热除蒸之效，逍遥散加地骨皮，既能退虚热也能除心烦。

想要解决她脏燥、烦躁的现象，还可以给她加进浮小麦、大枣、甘草。甘麦大枣汤联合应用，吃三剂烦躁就消了。

她说，早知道这个药效那么好，就不用这么费劲到医院花几百块做检查了，而且还排了一个上午的队，搞得人很烦躁。

所以知道妇科病症用这个治郁之法，你基本思过半已。

有一本书专讲逍遥散，一首逍遥散通治各种气郁、肝郁诸病的，写得非常好，所以我们单拿逍遥散来讲，都要讲一个上午。

好，下一句，“带下沙淋由于湿热”。

妇人带下有两种。一种黄带，一种白带。凡带下皆是湿证。

黄带多由于湿热。《傅青主女科》上讲，带下如果黄稠的是湿热，如果清稀的，像鸡蛋清那样，是寒湿。

湿热，用四妙散或易黄散，里面有黄柏。寒湿就用完带汤或者理中汤。

有一个妇人得了霉菌性阴道炎，这个是很难治的，这种阴道炎用消炎杀虫的药都不管用。我看了她的很多检查和用药，都是杀虫消炎的。

我说，不能这样治，要换个思路。直接给她用完带汤加丹参、石菖蒲。她也是久病知医，一看这方子说，我这个还痒啊，要不要加点蛇床子、百部这些杀虫止痒的药。我说，我们中医不治虫，先治环境，环境好了它就不长虫，没有潮湿就没有青苔。

所以观察大自然，你就知道身体怎么去调理。她吃了大量的消炎药，身体都变寒了，所以我把她当作带下寒湿来处理，用完带汤。

吃了 7 剂药过后，霉菌性阴道炎大减，她又来复诊，再服七剂药，基本上就不痒了。

在西医看来这是很缠绵的痒症，在我们中医只把潮湿的环境改善病自然就好了。所以凡是得皮肤病的，瘙痒的，要注意家里的卫生和身体的卫生，治病上要懂得除湿的思路。

当时我叫她不要吃鸡蛋、牛奶和海鲜这些助痒的食物。从中医学角度，这些都是发物，所以要少吃。

为什么要用丹参、石菖蒲？你们想一下，诸痛痒疮皆属于心，只需要心血脉变通畅，叫血活风自去，脉通痒自息。凡是痛痒的疾病，都要在方子里加点活血、强心或开窍的药材。所以丹参、石菖蒲这组对药太好用了，基本上临床上都会用到。

因为百病都需要血脉通畅，管道开放。所以这也是一个很好的案例。古人讲，无湿不生虫，没有湿气何来虫痒，所以治虫先治湿，湿祛则虫自息。

下一句，“崩漏下血为损任冲”。

崩漏下血要分清楚是热证还是寒证，所以这里我们不把它分太多证型，临证上首先分清阴阳寒热，明了阴阳寒热，你就明了医道的大门。

崩漏，崩是像山那样崩，血流很多，漏是点滴的流血，但不管是哪种，初病初起的时候大都是实热，而病久不愈，大都起于虚寒。所以有这种说法，初起实热，热久虚寒，实热宜清解，实寒宜温补。

这里要跟大家分享两个治崩漏的妇科名方。当时在河北有一个县，一个大夫家里祖传治妇科疾病，对各种胎前产后、有崩漏疑难大病，治疗起来都很有效验。

崩漏属于热盛，脉象一般洪大、有力。老先生用一个丹栀逍遥散加地榆和苦酒。苦酒是什么？就是醋，醋一般用到 2~4 两放在里面煎。

只要病人的崩漏，症见身体烦热，舌尖红，脉象摸下去跳的很快、很急的，用这个药方，效果非常好。据说很多学者学他的方法的无一不应手取效。

如果是另外一种漏下已经很久，缠绵不去，久漏属虚，这个时候用归脾汤加地榆、苦酒，苦酒也是 2~4 两。

因为醋有两大功用，一为酸收，酸涩收敛涤污脓，《药草歌诀》如是说。它还能够涤污脓，所以有些茶杯有茶垢，难以洗去，用点醋下去，再使劲一洗就干净了。

所以归脾汤加地榆、苦酒，用上去收敛止血，无不应手取效。

大家记住这种寒热辨别，当你治疗各种病，你的思路不是很明顺，就退回来先辨阴阳寒热，大方向不错，用药就能慢慢出效果。

好，下一句，“胎孕不安治有二理”。

安胎之法有两个，一个是母亲有病了，导致胎儿不安，你只要把母亲的病治好，胎就安了。

像有些母亲怀孕期间情绪不稳，或者暴饮暴食，或者打麻将，导致那个腹痛而胎动不安。这时你只要把母亲的恶习气减轻，胎自然就安了，这叫胎病要治母。

另外一种，是本身胎气不安，导致母亲心烦难受，直接就用安胎剂。

在《傅青主女科》上有一个方子很经典，叫保产无忧汤。上面记载，还没有生孩子的用能安，临产的时候用能催生，偶尔伤了胎气，腰痛、腹痛，也有效果。

用这个汤方不仅能减轻疼痛，甚至因为跌撞出血，稍不小心就会小产，很危急的情况，也都能安，甚至临产的时候有些难产，横生逆下的情况用，也有奇效。

我们看这方子的组成，当归、川芎、菟丝子各5克，厚朴、白芍要用酒泡过，各6克，枳壳、羌活各2克，贝母、荆芥穗、黄芪各3克，艾叶、炙甘草各2克，再加一点点新鲜的姜。

当时有个叫乐天的医生，他的爱人怀孕三个月，肩挑重物，逢到下雨天不小心滑倒，伤了胎。当时这妇人腹痛难忍，翻滚在床上。乐天马上想到保产无忧汤，开这个方按原剂量一服，片刻就安，两服即痊愈。到最后顺产孩子啊，也没有忧虑，所以这个方子，敢起名保产无忧汤有它的过人之处。

这里再跟大家分享一个妊娠呃阻的案例。孕妇怀孩子之后一两个月总容易呕逆。我们就用竹茹、芦根各20克左右，轻的呃阻用10克煮水，一喝下去就不反胃，而且随后吃饭都更舒服，更香。

有一个最顽固的妊娠呃阻，医院里都不敢用药。我们跟她说拿芦根 50 克煮水，喝一剂下不呕了，再喝了两剂以后，吃饭也就安了。

所以中药降逆止呕很有效验。

我们再看下一句，产后发热，原有七因。

生完孩子后发热有多种原因，我们看有哪些原因？

第一种是因为失血过多而发热，就像汽车水箱没水了，它就发热，所以要赶紧加水。这时要赶紧给产妇养阴血，四物汤滋阴养血，使阴血充足，阴能涵阳，水能涵木，那么就不会出现木燥及火。

我碰到很多妇人，经常跟我说说她上火了。我说你错了，那不叫上火，那叫阴分不够，别把阴分不够理解成上火。

有个女孩子很喜欢熬夜，经常咽炎。她说上火了，吃了很多清利咽膈的药。不单没效，还吃得肚子痛。我说你这个是阴虚血少。给她开了四物汤加柴胡、黄芩，阴分一养足咽痛就消除。

所以这是假性上火，真实的是因为木燥。我们用柴胡、黄芩解其木郁，用四物汤养其肝血和肾精，这样水足木柔则火息热停。

好，第二种原因，是由恶露不行而发热。

生完孩子以后，子宫里还有一些恶露没排干净，身体会发热。中医排恶露最有方法，基本生过孩子的母亲还有家里的老人都知道，第一要坐月子，第二要喝大量的姜酒以活血助阳，排浊。还要服用生化汤，“产后第一生化汤，归芎桃草酒炮姜”。当归、川芎、桃仁、炙甘草加上炮姜，还要用酒帮助排出恶露，恶露一排出，身体就不会发热。

第三，有感冒而风寒发热。

为什么中国妇人生完孩子要坐月子，而且窗户要关紧，防风啊？因为产后百脉空虚，一阵风就穿透进骨节去，所以好多妇人后悔，坐月子时太草率了。

当时就有一个妇人坐月子到十五天，觉得没什么，还是冬天她就到溪边去洗衣服，这一洗她一辈子都后悔。她一下子就觉得溪里的寒水穿到骨头里一样，赶紧缩回来，但是已经晚了。

从此就落下这个腕关节以下经常冰寒疼痛的毛病。百药乏效，每到天冷的时候就要甩手，不甩手就痛得没办法。

后来我给她开了桂枝汤，叫她熬了然后再兑上一些酒，平时服用过后，还用这个药渣子来煎水来泡手，当时还配了四物汤，用桂枝汤来温阳，四物汤养血，吃了大概有三十多剂药，这个手才没那么硬，那个冰痛感才消失。

她很感激地说，以前每年冬天都痛到皱眉，晚上睡不着觉，现在不会了。

坐卧不当风，尤其是产后百脉空虚，最容易犯的一个病就是郁冒，大便难。

产后郁闷、感冒或者大便秘结，中医又太多办法了，可以直接买点姜枣茶再加点荆芥、防风，三五味药熬成汤一喝，然后再用这个药煎水来洗澡。

我们可以用月子树，如山苍树，煎来一洗澡脉一打开来，风寒排出去，就不发热了。

好，第四种，有过伤饮食而发热者。

产后还有因为暴饮暴食，食物堵在中焦，食积化热。我还没有治过产后伤食发热的病人。但是孩子食积发热经常治，上次也讲到。

一个老爷子带着他两个孙子来，其中一个孙子老爱吃零食，经常上火，吃了凉药后，火还不退，又不爱吃饭，家里什么东西都有，但孩子却养的像贫民窟的孩子一样。

我们给他用了保和丸，没有用治发热的药。保和丸配合大山楂丸，消食化积，热象就消退了。

我们总结，小孩子很多发热是因为肠子里有积，无积不生热。

有一味药非常重要，它既能解表又可以去肠道里的积热的。治疗小孩子肚子里有积，而且又吹了风感冒的，都少不了这味药。它就是神曲，既能解表又能消食。

这样的药你们一定要记住，所以小儿七星茶啊，还有午时茶冲剂，以及其他经典的治小儿病的药都有神曲。开方的时候，你给他小柴胡加神曲，能消积又有退感冒之效。

下一个，第五种原因，有蒸乳而发热者。

这是指妇人乳房管道堵塞，一拥堵后就蒸蒸发热。像大马路上汽车不通的时候，大家堵在那里，都在发热流汗烦躁，只要交通一通畅，就感觉很清凉。

通乳汤，用通草、猪蹄、川芎、甘草、山甲一同煎，服下乳汁涓涓到。穿山甲我们一般用王不留行来代替，还可以加路路通。现在人的营养都够，只要稍微用点药通通，奶水如涌泉。

这时热就消退了，所以通则不热，热则不通。你会烦热是因为你身体管道不通，真的大通极通后，便不会热。

就像我们运动锻炼，你不运动才时在那里闷热烦热，一运动汗一出来后，里面反而很清凉很舒爽。所以夏天不要排斥出汗，不出汗你才热，出汗了反而不热，很清爽。

好，第六种，有乳膨胀而发热者，还是奶水的问题，乳房有一些郁结、堵塞。

中医学叫肝郁化火，这个要用丹栀逍遥散，既能解郁又能退火。

对于一些妇人有乳腺增生又容易烦躁上火的，你摸到她肝脉弦硬，就用丹栀逍遥散，一剂知二剂愈。

好，第七种，这是产后劳伤发热。

有些妇人劳累过度后身体会虚热、虚烦，我们要补她的气血、李东垣有个“甘温除大热”的思路，所以产后宜温，你给她用一些补气血的汤方，如补中益气汤、黄芪当归汤，气血补足过后，热就消下去了。

妇科常见的疾病我们大致梳理了一下，具体细化就要看《傅青主女科》和《中医妇科学》。

好的，今天就分享到这里。

（陈卓玲　听打整理）

兹有七十四种之病，略举其概而赋云。欲知其备，后论详明。看方犹看律，用药如用兵，机无轻发，学贵专精。

结语

《病因赋》最后总结说，以上讲到的74种疾病，只是略举其概而赋云。作者很谦虚，说我这篇文章只是简略的讲述疾病，大家要深入学习还要多参考后面的内容。

欲知其备，后论详明。就是说后面有更多详细的内容，见于各家学说。

看方犹看律，用药如用兵。看方子好像看这些法律条文、阴令阴律一样，里面都有法度。用药呢，像调兵遣将一样，要谨慎。

机无轻发，学贵专精。是说用药你不要轻易出手，既然要出手就必须要瞄准，你才能有收获。

这里我们给大家总结最后一句，学不难在初心勇锐，难在恒心坚久。学习这件事保持最初的热情很简单，但是难就难在你的恒心是不是能坚持和久远。初心容易，恒心难。

我觉得学习应该过两个关，第一就是猛火关，第二就是温火关。猛火关就是你们刚进山要表现得最勇的，就像刚开始熬药或者煮粥，先要用猛火，等它开了过后，再调为温火，小火它才会透。

现在你们正在由猛火过渡到温火过程，所以我为什么说，你们多待一阵子效果都不一样，好像一两天看不到变化，十天八天下来，再回去跟你的同学交流，你的语言都不同凡响，都有超尘出俗之味。

那些周围同学听了都觉得很奇怪，你这些思想思路从哪里学来的？你自己是当局者迷啊，就像草里冬瓜不见所增，日有所长。

我们之前种过冬瓜和南瓜，第一次去看，像乒乓球那么大。结果没多久，突然间去看，怎么一下子像篮球那么大了，赶紧摘回来吃了。坚持一个月勇猛精进，你就会不一样。

这段时间，大鹏讲他的肚子又瘦了一圈，裤腰带松松垮垮，要抓紧了，我听了觉得很开心，将近三百斤的身体，你如果不减到两百斤下来，你将来的前途何在呢？拖着这身赘肉你都会苦一辈子，所以一减下来，读书时脑子就很灵光，走路很灵活，灵敏了，则所愿必成。

好，我们今天就分享到这里，感恩大家！

（陈卓玲　听打整理）

精彩回顾

1. 诊病如理乱丝，用药如解死结。

2. 肾虚眼眶黑，肺热鼻头红，肝郁面色青，脾虚脸黄肿，心烦小便赤。

3. 冬不藏精，春必病温，夜不藏精，日必上火。

4. 病来如山倒，病去如抽丝。

5. 一觉闲眠百病休。

6. 风性善行而数变。

7. 治风先治血，血行风自灭。

8. 热为火之渐，火是热之极。

9. 凉利之药生湿地。

10. 阳随阴降。

11. 凡物润则密合无间，燥则破绽百出。

12. 治气总方四君子汤，治血总方四物汤，治痰总方二陈汤，治食总方平胃散。

13. 中气不足，百症丛生，中气一旺，万邪顿息。

14. 怪病多由痰作祟。

15. 鱼生痰肉生火，青菜豆腐保平安。

16. 楂曲平胃散治小儿食积伤胃。

17. 见病不能治，皆因少读书。

18. 诸湿肿满，皆属于脾。

19. 适当的辛辣跟重活，可以提高人的抵抗力跟卫气，这样人就不怕涉水淋雨。

20. 力量只有从对境中才能练起。

21. 生冷伤脾，理明念尤轻，汗出一身轻。

22. 大禹治水，堵不如疏。

23. 太阳当空，阴湿自干。

24. 诸病水液，澄澈清冷，皆属于寒。

25. 水满沟渠，非通不去。

26. 清风荐爽，湿气自消。

27. 大怒气逆，火起于肝。悲伤动中，火起于肺。诸湿肿满，火起于脾。熬夜遗精，火起于肾。诸痛痒疮，火起于心。

28. 体内有君子，小人就待不住。脾气一足，寒湿就留不住。

29. 怒则气上，容易脑溢血，所以懂得息事宁人的人命长。

30. 恐则气下，人没有勇气，夜尿频多，下半身会老得很快。

31. 惊则气乱，受惊吃饭，浑身都不舒服。

32. 膈上不宽加枳桔。

33. 劳力太甚伤气，补中益气汤主之。

34. 劳心太甚伤血，归脾丸主之。

35. 有一分气力就有一分健康。

36. 一天不锻炼，一天气力回缩，一天健康就下滑。

37. 夹有杂念读 1 年，不如止语读 1 个月。

38. 宜将一心应万物，切莫一物万心思。

39. 热胀冷缩，血气遇寒则凝，得温则行。

40. 动一动，少生一病痛。懒一懒，多喝药一碗

41. 夏季无病常带三分虚

42. 气血冲和百病不生，一有拂郁诸疾生焉。

43. 苍术乃治湿圣药，表湿可发散，里湿能温燥。

44. 治湿不利其小便，非其治也。

45. 写文章讲话要注意信达雅。

46. 时时要观心，事事才顺心。

47. 清气在下，则生飧泻。用风药升阳除湿可治泻。

48. 书读多了，就不会大惊小怪，临证见多了，怪病也是常，英雄见惯亦常人。

49. 百病穷必及肾，脾肾两虚是百病共同的归路。

50. 病人生病不可怕，可怕的是无知。

51. 大气一转，其病乃散。

52. 读经典，一要声音洪亮，二要吐字清晰，三要言语

和缓。

53. 早期的心脏病要治胃，晚期的胃病要治心。

54. 痰湿赘肉乃智慧的巨大障碍，懂得这个道理，用平胃散可以减肥增慧。

55. 上下有病，当治其中。

56. 足太阳膀胱经有两大功能，一是发汗，二是利小便。

57. 腰以上肿者宜发汗，腰以下肿者宜利小便。

58. 减肥减的是贪念。

59. 断念五斩：一要早，二要快，三要狠，四要准，五要彻。

60. 一个医者，一要常怀济物之心，二要独挟盖世之气。

61. 食不言乃养心方，七分饱胜调脾剂。

62. 逍遥散合半夏厚朴汤治疗压气饭，即气食相凝。

63. 富在知足，贵在谦下。

64. 小二四汤调气血痰，合方治疑难。小是小柴胡，二是二陈汤，四是四物汤。

65. 治瘤结大法：散寒气，化痰结，消淤血。

66. 气不足者，容易虎头蛇尾。

67. 瘀血攻心则死，三七化瘀救命。

68. 胆小的人得病，一般要温肾，暴躁的人得病，一般要调肝。

69. 知道什么人得病，比知道他得什么病更重要。

70. 有恒乃成功之本。

71. 做人就两点，一要有目标，二不能懒。

72. 心无杂念，你会跑得很快。

73. 软的怕硬的，硬的怕横的，横的怕愣的，愣的怕不要命的。

74. 腹中窄狭用苍术。

75. 无事常生烦恼是业障重的表现。

76. 跑步百利唯伤膝。

77. 管住嘴，迈开腿。

78. 源清流自洁，心念单纯的人气色好。

79. 若人精进，不退不断，会当克果，何愿不成。

80. 书不熟熟读可熟，艺不精细思可精。唯志不立，天下无可成之事。

81. 心布气于表，肌表病也要治心。

82. 小柴胡止咳胜金方，对于胸胁苦满的，效果尤良。

83. 厥阴不治，求之阳明，肝病别忘了调胃。

84. 坐卧不当风，走路要挺胸。

85. 两人同心，其利断金。

86. 黄柏降火，从头至足。

87. 万病就一条理，病从口入，邪从汗出。

88. 一分懒气一分湿，十分懒气十分湿。不是南方多湿，是人太懒了。

89. 心动则精走。

90. 饱暖思淫欲，条件越好，反而越不妙。

91. 水利不兴，农业不稳。

92. 无痰不作眩，无风不作眩，无火不作眩，无虚不作眩。

93. 心静则肾水自生，欲寡则心火自降。

94. 水少则舟停，水足则舟行。

95. 过度用眼，会导致大便干结，久视伤血，大便秘乃血液燥结。

96. 不运动而读书，读书不能持久。

97. 浮为病在表，有一分浮脉，就有一分表证。

98. 中气足则九窍通利。

99. 暴病多实，久病多虚，实则泻之，虚则补之。

100. 大成靠德，小成靠术。

（阿　玲　蒙　群　崔鹏昱　尹鹏禹　听打整理）